TRAITEMENT

DE

L'ANGINE COUENNEUSE

(Diphthérie du pharynx)

PAR LES BALSAMIQUES.

MÉMOIRE

Présenté au Conseil général de la Mayenne

PAR M. H. TRIDEAU

Médecin à Andouillé (Mayenne)

Publié conformément au vote émis par le Conseil général.

La vraie méthode ne cherche point au hasard; les faits bien compris lui fournissent des principes qui, une fois établis, mènent à de nouvelles expériences.

(BACON, *Novum organ.*)

La science ne s'établit que par voie de comparaison.

(CLAUDE BERNARD.)

Ainsi donc, ce qu'il s'agit surtout de découvrir, c'est la source diagnostique de chaque maladie; la médication, les indications curatives, tout en découle immédiatement et sans peine dès qu'on a pu les trouver.

(BAGLIVI.)

LAVAL

TYPOGRAPHIE L. MOREAU, IMPRIMEUR DE LA PRÉFECTURE.

1871

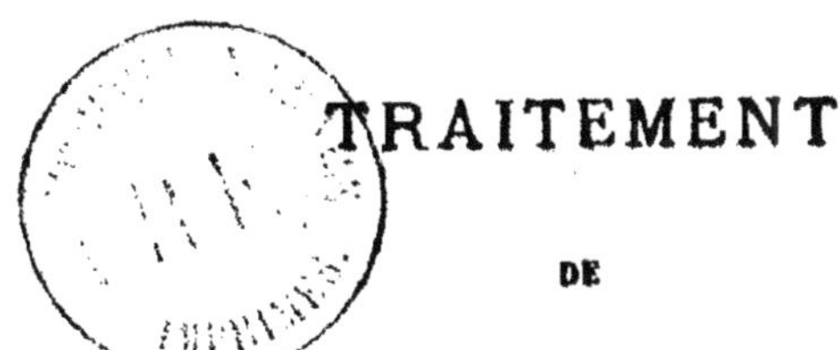

TRAITEMENT

DE

L'ANGINE COUENNEUSE

PAR LES BALSAMIQUES

TRAITEMENT

DE

L'ANGINE COUENNEUSE

(Diphthérie du pharynx)

PAR LES BALSAMIQUES.

MÉMOIRE

Présenté au Conseil général de la Mayenne

PAR M. H. TRIDEAU

Médecin à Andouillé (Mayenne).

Publié conformément au vote émis par le Conseil général.

> La vraie méthode ne cherche point au hasard; les faits bien compris lui fournissent des principes qui, une fois établis, mènent à de nouvelles expériences.
>
> (BACON, *Novum organ.*)

> La science ne s'établit que par voie de comparaison.
>
> (CLAUDE BERNARD.)

> Ainsi donc, ce qu'il s'agit surtout de découvrir, c'est la source diagnostique de chaque maladie; la médication, les indications curatives, tout en découle immédiatement et sans peine dès qu'on a pu les trouver.
>
> (BAGLIVI.)

LAVAL

TYPOGRAPHIE L. MOREAU, IMPRIMEUR DE LA PRÉFECTURE.

1874

A

MESSIEURS LES MEMBRES

DU

CONSEIL GÉNÉRAL

DE LA MAYENNE

ET A

M. DE BASSONCOURT,

PRÉFET,

HOMMAGE RESPECTUEUX DE L'AUTEUR

H. TRIDEAU.

CONSEIL GÉNÉRAL DE LA MAYENNE

Session d'Août 1872.

(Extrait du Rapport de M. le Préfet.)

Du traitement de l'angine couenneuse par les balsamiques.

« J'ai l'honneur de vous communiquer un mémoire présenté par M. Trideau, d'Andouillé, sur le traitement de l'*Angine couenneuse* par les balsamiques.

« En présence des succès obtenus tout récemment encore, par l'emploi de cette médication, dans une épidémie d'angine couenneuse qui a sévi dans la commune de Nuillé-sur-Vicoin, canton de Laval (est), M. Trideau demande que le Conseil général veuille bien voter l'impression de ce rapport au frais du département, afin de donner la plus grande publicité à cette méthode curative. »

EXTRAIT DU PROCÈS-VERBAL

Des délibérations du Conseil général.

SÉANCE DU 22 AOUT 1873.

Sont présents :

M. le Général DUBOYS-FRESNEY, président ;

MM. FOUCAULT-VAUGUYON et MORICIÈRE, vice-présidents ;

MM. duc d'ABRANTÈS, ANCEL, BRUNEAU, COULÉARD-JULLIÉTRIE, DENIS, FAY, FERRON, FICHET, FOURNIER, GASTÉ, A. JANIN, de LAGRANGE, LE DAUPHIN, LE LASSEUX, LE MARCHANT, baron de PLAZANET, POURIA, marquis de QUATREBARBES, RÉBILLARD, ROUSSEL, TOUTAIN, marquis de VAUJUAS-LANGAN ;

MM. RENAULT-MORLIÈRE et LEMONNIER de LORIÈRE, secrétaires.

Traitement de l'angine couenneuse par les balsamiques.

Mémoire présenté par M. TRIDEAU, médecin à Andouillé.

M. LE MARCHANT, rapporteur de la 3e Commission, lit le rapport suivant :

« M. le Préfet vous a communiqué un mémoire de M. Trideau, « médecin à Andouillé, sur le traitement de l'angine couenneuse par les « balsamiques. Cette brochure que, comme homme de l'art, j'ai dû lire et « étudier avec soin, contient des aperçus scientifiques très-judicieux, de

« nombreuses observations toutes plus probantes les unes que les autres.
« Plusieurs des confrères de M. Trideau de l'arrondissement de Laval ont
« expérimenté la méthode qu'il préconise et en ont reconnu l'efficacité.
« Moi-même, permettez-moi de vous le dire, je l'ai mise deux fois à
« l'épreuve et j'ai obtenu deux succès.

« M. Trideau est un praticien consciencieux, laborieux et dévoué ; il a
« bien mérité de la science ; il a rendu un grand service à l'humanité, il a
« droit à nos sympathies et à notre reconnaissance. Je viens donc, Mes-
« sieurs, au nom de votre 3e Commission, et conformément à la demande
« de M. le Préfet, vous proposer l'impression de sa brochure aux frais du
« département, afin de lui donner la plus grande publicité.

« Nous serions heureux de voir le Conseil général adresser des
« remerciements à ce médecin si méritant et lui voter une récompense
« honorifique. »

M. Moricière demande quelques renseignements. Il comprend qu'il est très-utile d'imprimer la brochure et de la propager auprès des hommes compétents ; mais il comprend moins la nécessité de répandre un grand nombre d'exemplaires dans le public.

M. le Rapporteur répond qu'il importe de signaler la découverte importante de M. le docteur Trideau. Il est bon que les malades, atteints de ce terrible fléau de l'angine couenneuse, sachent à qui s'adresser.

M. le Dr Bruneau s'associe aux observations de M. le Rapporteur. La médication de M. le docteur Trideau peut rendre de grands services dignes de la plus haute récompense.

M. le Mis de Vaujuas affirme qu'il a eu connaissance de cures vraiment remarquables.

M. Denis croit que le Conseil général ne fera jamais assez pour un homme si digne de la reconnaissance publique. Aussi les conclusions du rapport, qui se bornent à parler, d'une manière générale, de distribution de brochure et de récompense honorifique, lui paraissent-elles manquer de précision. Il propose de voter les fonds nécessaires pour décerner une médaille d'or à M. le docteur Trideau et pour faire distribuer son opuscule à un grand nombre d'exemplaires.

M. Fournier demande, afin de préciser davantage, que le Conseil décerne une médaille d'or de 100 fr. et mette une somme de 500 fr. à la disposition de M. le Préfet, en lui confiant le soin de donner à la brochure de M. le docteur Trideau une grande publicité.

M. Gasté appuie la proposition de ses deux collègues.

Le Conseil, voulant donner à M. le docteur Trideau un témoignage public de satisfaction et de reconnaissance, s'associe à la proposition de MM. Denis et Fournier. En conséquence, les conclusions du rapport sont adoptées, sous le bénéfice des observations qui précèdent, et le renvoi à la 1re Commission est prononcé.

AVANT PROPOS.

> Je ne doute pas néanmoins que dans cette abondance de biens et de richesses dont regorge la nature, le créateur, qui veille à la conservation de ses ouvrages, n'ait pourvu à la guérison des maladies les plus considérables qui affligent le genre humain, en formant des spécifiques qui soient à la portée de chaque homme et dans son pays natal.
>
> *(Médecine pratique de Sydenham, traduite par M. A. F. Jault. Préface, page 43.)*

Je viens offrir à mes confrères du corps médical des études sur l'angine couenneuse et son traitement par les balsamiques. Ce mémoire est le produit net de douze années de recherches et de méditations incessantes dans un pays où la terrible maladie que je viens de nommer a élu domicile. « C'est dans l'arène, a-t-on dit, qu'il faut prendre conseil ».

La diphthérie fit son apparition, en 1862, à Andouillé (Mayenne), commune que j'ai toujours habitée depuis que je suis médecin. Elle venait de Lhuîtré, petit bourg d'Ille-et-Vilaines qui touche le canton de Chailland où elle s'étendit, en frappant particulièrement les communes de Saint-Pierre-des-Landes et de Juvigné.

On peut porter à plus de *deux cents* le nombre des victimes qu'elle fit. Témoin des insuccès constants des remèdes employés, et principalement de la cautérisation, je dus chercher une médication rationnelle. J'étais, je dois l'avouer, très-inquiet sur ce que je ferais quand la maladie arriverait à Andouillé. « Mais du hasard il n'est point de science » a dit un sage.

Je me mis donc à l'étude pour découvrir un remède, et, après de mures réflexions, ayant cru reconnaître : 1° que la diphthérie est une affection *générale* ; 2° qu'elle est de nature *catarrhale*, c'est sur cette double indication que j'instituai le traitement de l'angine couenneuse par les balsamiques.

Je pensai, en effet, que la médication qui guérissait les affections catarrhales et surtout la blennorrhagie, en supprimant les sécrétions muqueuses, pouvait aussi, en supprimant la sécrétion pseudo-membraneuse, guérir la diphthérie. Je ne m'étais pas trompé.

Quand l'épidémie arriva à Andouillé, je mis en œuvre ce traitement. Le succès dépassa mon attente. Sur plus de *trois cents malades* traités à cette époque, un très-petit nombre succombèrent, — ceux-là seulement qui réclamaient mes soins à la dernière période de la maladie, (période laryngienne).

Depuis l'époque précitée, la maladie, très-rare auparavant, est devenue endémique dans la contrée, et il ne se passe pas de mois que je ne sois appelé à en traiter des cas.

Plusieurs épidémies d'angine couenneuse ont sévi d'une manière très-sérieuse dans les communes voisines et toute ont été traitées avec un égal succès par la même médication. Beaucoup de médecins, que je ne saurais trop remercier de leur concours éclairé et de leur zèle dans l'expérimentation des balsamiques contre la diphthérie, ont reconnu l'efficacité de cette médication.

Parmi eux, je dois citer particulièrement le si regretté professeur Trousseau, MM. les docteurs Bergeron, Pidoux, Constantin Paul, Archambault, Jeannel, Duchesne, Josias, et Besançon, (de Paris); Louis Vaslin, (d'Angers); Jules Moreau, (de la Côte-d'Or); Damoiseau, (d'Alençon); Lelièvre, (du Mesle-sur-Sarthe) ; Louvel, (de Flers) ; Reignier (de Surgères) ; et dans la Mayenne, MM. les docteurs Garreau, Normand, Courcelle, Larue, (de Laval) ; Raulin, (de Cossé-le-Vivien) ; Bertron, (de Vaiges) ; Lelièvre, (de Mayenne) ; Le Marchant, (de Lassay) ; Bruneau, (de Villaines-la-Juhel) ; Godivier, (de Bouère) ; Denouault, (de La Croixille), etc.

L'action bien connue des substances médicamenteuses que

j'ai employées justifie pleinement les succès obtenus. Les balsamiques ont été dirigés, à titre de spécifique, depuis des siècles, par les médecins de tous les pays, — quels que soient leurs systèmes ou doctrines, — contre certaines affections catarrhales. Dioscoride, Arétée, dès le premier siècle de notre ère, se servaient déjà des balsamiques (térébenthine, galbanum, styrax), contre ces genres d'affections.

Il est donc rationnel de les proposer dans le même but contre la sécrétion pseudo-membraneuse. Enfin ils sont inoffensifs, qualité bien rare dans les remèdes usités contre l'angine maligne (1).

Je crois donc que l'enquête ouverte, depuis plus de dix années, sur la valeur de la médication balsamique contre la diphthérie, réunit tous les caractères de la vérité dans ses résultats.

---

(1) Au début de l'épidémie qui sévit à Andouillé, un vieux médecin me conseillait d'employer le mercure *intus et extra*, me promettant les plus beaux résultats. Je lui objectai le danger des préparations mercurielles, surtout chez les enfants. Il me répondit presque en colère : « *Que peut-on craindre quand il s'agit du croup ?* » Je n'eus garde de suivre son conseil. L'action du mercure, en effet, est nulle pour tarir les sécrétions muqueuses. Ce fait était connu de l'Hippocrate anglais, ainsi qu'on peut le voir par le passage suivant :

« Or, quoique la salivation surpasse de beaucoup tous les autres remèdes « pour la guérison de la vérole confirmée, elle ne guérit pas néanmoins « la gonorrhée qui est jointe à la vérole ; et quand celle-ci est détruite, « l'autre ne laisse pas de subsister. »

SYDENHAM. — Médecine pratique, traduite par Jault, page 432.

Il ne s'agit point, en effet, de quelques malades traités par un seul médecin. Un certain nombre de praticiens de Paris et de la Mayenne témoignent de l'excellence de la médication ; le nombre des malades guéris est considérable, et je ne crains pas d'être taxé d'exagération en le portant à plus de *mille*. « Si l'expérience vous a montré cent fois la « même chose, dit Baglivi, cette chose est véritable, « soyez-en sûrs. »

Il me reste à faire connaître ici les moyens que j'ai employés pour vulgariser ce nouveau traitement de l'angine couenneuse :

1° Le 9 février 1863, je présentai à l'Académie des sciences une note sous ce titre : *Du copahu et du styrax comme spécifiques du croup et de l'angine couenneuse ;*

2° Le 10 octobre 1865, j'adressai à l'Académie de médecine un mémoire intitulé : *Médication rationnelle de l'angine couenneuse et du croup d'emblée par le baume de copahu et le poivre cubèbe ;*

3° A la fin de l'année 1865, je fis paraître une brochure sous ce titre : *Nouveau traitement de l'angine couenneuse et du croup par le baume de copahu et le poivre cubèbe* (1). Un grand

(1) Paris, J. B. Baillière et fils.

nombre d'exemplaires de cette brochure, mille environ, furent envoyés par moi aux médecins de Paris et des départements ;

4° Le 21 octobre 1866, j'adressai au Ministre une demande tendant à ce que l'on me déléguât pour traiter une épidémie d'angine couenneuse, afin de prouver publiquement l'efficacité de la médication.

Tous ces moyens n'ont produit, je dois le dire avec regret, que peu de résultats ; car mémoires et demandes sont restés « *bien et dûment empaquetés* » . . . . dans les cartons.

Que faire ?

C'est alors que j'adressai au Conseil général de la Mayenne, dans sa session d'août 1873, un mémoire sur le traitement de l'angine couenneuse par les balsamiques, en demandant qu'il fût imprimé aux frais du département.

Les membres du Conseil général accueillirent favorablement ma demande. La plupart d'entre eux, en effet, sont témoins de l'efficacité de cette nouvelle médication.

Je viens donc de nouveau prier instamment tous les médecins de vouloir bien l'expérimenter et d'en faire connaître les résultats : l'humanité et la science y sont également intéressés. Il faut qu'on cesse de dire « que la diphthérie guérit quand il lui plaît (1). Il faut que la médecine qui,

(1) Dr Olivier.

dans ce cas, est véritablement *l'art* de *guérir*, ne soit plus taxée d'impuissance par le plus grand nombre. En face des résultats obtenus, « nous ne rencontrerons plus, il faut « l'espérer, ainsi que le dit M. le professeur Bouillaud, « une foule de gens du monde et même quelques confrères « nous demandant tout bas à l'oreille, et de bonne foi, si nous « *croyons à la thérapeutique*. Selon eux, la médecine devrait « être jusqu'à un certain point assimilée à la science de ces « augures qui ne pouvaient se regarder sans rire. » (1)

Que l'injustice et l'ingratitude des hommes ne fassent point oublier au médecin les devoirs qu'il a à remplir ; qu'il ait toujours présente à la mémoire cette pensée d'un illustre philosophe et orateur romain : « l'homme ne se « rapproche jamais autant des Dieux que lorsqu'il sauve « la vie de ses semblables. » (2).

---

(1) Essai sur la philosophie médicale, page 306.
(2) Cicero, orat. pro Ligario VII.

TRAITEMENT
DE
L'ANGINE COUENNEUSE
PAR LES BALSAMIQUES

CHAPITRE Ier.

La Diphthérie est une affection GÉNÉRALE. — Elle ne peut être guérie que par une médication GÉNÉRALE.

> « Quelle folie de ne combattre que les produits de la corruption et non la racine !
>
> ... Quand même vous couperiez le doigt malade, vous ne guéririez pas la goutte.
>
> ... Distinguez donc une maladie d'avec ses produits. »
>
> VAN HELMONT.
>
> In Bouchut, Histoire de la médecine, 1er vol. pages 297 et 298.

La diphthérie est une affection générale ; c'est l'opinion professée aujourd'hui et reconnue vraie par tous les médecins. On se demande à bon droit comment il serait possible de guérir une maladie générale par un traitement local. Pour motiver cette pratique, on a prétendu empêcher l'empoisonnement diphthérique produit par la résorption du virus ; or ce virus n'existe pas, car tous les virus sont inoculables et la diphthérie n'a pu être inoculée. Quelques-uns ont encore dit que, la maladie étant primitivement locale, il fallait en détruire le germe. Cette opinion, qui émane de la précédente, est également contraire à l'observation. Je ne connais pas de maladie épidémique primitivement locale.

Au reste, il est bien plus difficile qu'on ne pense de guérir certaines affections, mêmes locales, avec des topiques. Je n'en veux pour exemple qu'une maladie, ayant avec l'angine couenneuse quelque ressemblance : la stomatite ulcéro-membraneuse. Le chlorate de potasse administré à l'intérieur en fait promptement justice, tandis que les topiques sont impuissants.

Dans la blennorrhagie, malgré des tentatives réitérées, le traitement local n'a pas remplacé les balsamiques, et pourtant la maladie est limitée à une petite surface facile à atteindre. Celse nous dit très-sensément, à propos des maladies locales :
» Lorsque la maladie n'affecte pas tout le corps, mais seule-
« ment une partie, il est cependant toujours plus convenable
« de l'attaquer par des remèdes dont l'action soit générale
» que par ceux dont l'effet serait borné à la partie
« affectée. » (1).

La cautérisation est encore pratiquée par le seul motif qu'on l'emploie depuis longtemps.

« Une seule erreur spécieuse peut nous retenir pendant
« des siècles hors du chemin qui mène à la vérité. (2)

---

(1). Celse, trad. de Fouquier, page 112.
(2) Tourtelle. Éléments d'hygiène, page 82.

Je prie les partisans de la cautérisation de méditer le passage suivant : « Pendant la première moitié du seizième « siècle, le traitement des plaies d'armes à feu laissait singulièrement à désirer. Vigo, le premier auteur qui en ait parlé, « les regardait comme des plaies empoisonnées ; il voulait « qu'on les cautérisât énergiquement ; un fer rouge était « promené sur la plaie ; ou, si elle était profonde ou anfractueuse, on y versait de l'huile bouillante.

« Braumweig passait une corde par le trajet de la balle, « et il ramonnait d'un côté et de l'autre pour détruire l'eschare suspecte. Cette doctrine étrange et barbare fit de « nombreux adeptes et trouva des défenseurs ardents. « Alphonse Ferri, l'inventeur du tire-balle qu'on a nommé « alphonsin, et Rota de Bologne plaidaient encore pour elle « en 1553 et 1555 ; il y avait cependant dix ans que le Traité « des plaies d'arquebusades de notre grand Ambroise Paré » avait été publié pour la première fois. » (1)

C'est par une erreur analogue à celle de Vigo que Bretonneau a préconisé la cautérisation contre l'angine diphthéritique. « On sait, dit M. Laboulbène, (2) que M. Breton-

---

(1) Trélat. Conférences historiques faites pendant l'année 1865, page 256. En 1616, c'est-à-dire 71 ans après la découverte d'Ambroise Paré, la cautérisation était encore pratiquée dans les plaies d'armes à feu, ainsi que le constate M. Daremberg. (Histoire des sciences médicales, tome 2, page 976). Il dit, à propos de César Magatus, professeur à Ferrare : « Notons « seulement qu'avec Ambroise Paré, Magatus prouve, (car le préjugé existait encore), par de longs et nombreux arguments, que les plaies d'armes « à feu ne sont point empoisonnées. » Influence d'un grand nom! Un instant avait suffi à Vigo pour faire établir et adopter par tous une erreur si préjudiciable à l'humanité. Un siècle et plus ne suffit pas pour la détruire.

(2) Recherches sur les affections pseudo-membraneuses, page 319.

« neau a voulu comparer la diphthérie ou le mal égyptiac à
« la syphilis ou au mal napolitain, en considération du phéno-
« mène d'intoxication quasi virulente que toutes les deux
« peuvent produire. (1)

« La fausse membrane, d'abord locale, de la première
« maladie, arriverait à mettre le corps tout entier dans un état
« tel qu'il se forme de toutes parts des fausses membranes. »

La théorie du célèbre médecin de Tours était, du reste, très-orthodoxe à l'époque où il fit paraître le *Traité de la Diphthérite*. Broussais, en effet, — contrairement à Brown, qui professait *à priori* que toutes, ou du moins presque toutes les maladies sont d'abord *générales*, et qu'elles ne font que se localiser suivant diverses circonstances, — Broussais, lui, enseignait que toutes ou presque toutes les maladies sont *locales* dans leur principe et se généralisent par suite de réactions diverses (2).

C'est grâce à cette théorie, émanée du professeur du Val-de-Grâce, que la cautérisation fut adoptée sans contestation et est encore maintenue malgré ses constants insuccès, tant est vraie cette pensée d'un médecin célèbre : « Les erreurs
« en pratique ne sont que la conséquence des erreurs en
« théorie. » (3).

MM. Henri Roger et Michel Peter ont parfaitement saisi la véritable indication du traitement. Après avoir fait l'énumération des différents caustiques, signalé le danger de cer-

(1) Archives générales de médecine, 9e série, tome V, page 6, 1865.
(2) Ch. Daremberg. Histoire des doctrines médicales. Tome 2, page 1145.
(3) Rasori. Fièvre pétéchiale de Gènes, page 62.

tains et parlé de la soude (plutôt en vue de dissoudre les concrétions diphthériques que de cautériser la muqueuse), ils concluent dans les termes suivants : « C'est qu'en effet, la « soude n'est qu'un modificateur local qui dissout la fausse « membrane, tandis qu'il faudrait trouver un modificateur « général *qui l'empêchât de se produire.* »

Les balsamiques remplissent parfaitement ce but et comblent le désideratum nettement exprimé par MM. Roger et Peter. « Les anticatarrhaux (baume de copahu, cubèbe, etc.) « écrit M. Requin, sont des médicaments qui, introduits « dans les premières voies, et, de là, portés par absorption « dans les voies circulatoires, paraissent être spécialement « utiles pour tarir les secrétions catarrhales, autrement dit « les flux muqueux. » (1).

On pourrait expliquer le mode d'action des balsamiques de cette manière : l'élimination de ces médicaments introduits dans l'organisme, se fait par les membranes muqueuses et par la peau, siéges de la diphthérie, ainsi que le prouvent les fréquentes éruptions dont la peau est atteinte à la suite de leur usage prolongé, et détermine sur ces membranes tégumentaires une irritation *substitutive.*

J'ai en effet constaté que l'éruption copahique coïncidait toujours avec la cessation des fausses membranes, et, par suite, avec la guérison de la diphthérie. Cette explication vient confirmer de point en point l'idée que les anciens s'étaient faite sur la manière d'agir des spécifiques.

---

(1) Eléments de pathologie interne, tome 1er, page 298.

« Une vérité thérapeutique, disent MM. Trousseau et « Pidoux, déjà connue des Galénistes, rajeunie par Paracelse, exaltée par Van-Helmont, c'est que, pour être spécifique ou direct, un médicament doit agir immédiatement « là ou agit la maladie......; c'est-à-dire que ses effets « étant incompatibles avec ceux de la maladie, ils s'excluent « et se neutralisent, de même qu'on voit deux affections, « deux diathèses, être, comme on dit, antagonistes. » (1).

Je ne crois pas devoir insister plus longtemps sur l'inutilité du traitement local, doublement condamné et par le raisonnement et par l'expérience.

(1) Trousseau et Pidoux. Traité de thérapeutique et de matière médicale. 6me édition. Introduction, page LXXVI.

CHAPITRE II.

NATURE DE L'ANGINE COUENNEUSE.

La Diphthérie est une affection catarrhale ; elle est guérissable par les anti-catarrhaux ou balsamiques.

> Sous le nom de maladies catarrhales, nous comprenons un ensemble de maladies fébriles qui dépendent d'un état général de l'organisme. Les trois maladies locales, les trois déterminations qui portent spécialement un nom, tout en se rattachant à l'élément général sont : 1° *la grippe*, 2° *la coqueluche*, 3° *la diphthérie*.
>
> (MONNERET (1))

> La diphthérie est une affection catarrhale que, dans certaines circonstances, l'organisme devient apte à transformer en une maladie spécifique féconde.
>
> (CHAUFFARD). (2).

La connaissance de la nature de la maladie domine toute la thérapeutique: telle était l'opinion admise dès les temps les plus reculés de la médecine. « Celui, dit Hippocrate, qui « connaît la nature d'une maladie, peut toujours la traiter

---

(1) Monneret. Traité de pathologie interne, tome 3, page 449.

(2) P. E. Chauffard, cité par le Dr Georges Bergeron. (Caractères généraux des affections catarrhales aiguës, page 61).

« avec avantage. *Ad cognoscendum morbum sufficit quoque* « *ad curandum.* »

De nos jours, les princes de la science ne pensent pas autrement. « Traiter une maladie sans avoir égard à sa nature est aussi absurde qu'impossible, » a écrit M. le professeur Bouillaud. Il n'est pas ici question, bien entendu, de ces maladies qui guérissent spontanément, ou quel que soit le traitement employé ; mais bien de celles qui, comme la fièvre pernicieuse, se terminent promptement d'une manière fatale si l'art n'intervient pas.

C'est pour avoir méconnu la nature de la maladie, *ce caractère, le seul indispensable à connaître,* que la diphthérie s'est montrée rebelle à tous les traitements. Il en serait de même si l'on méconnaissait la nature périodique ou syphilitique d'une affection qu'on voudrait traiter.

J'ai dit déjà que je considérais l'angine couenneuse comme une affection catarrhale. Voici mes raisons à l'appui de cette opinion.

2° Étiologie.

Sous le rapport de l'étiologie, l'angine couenneuse se développe sous les mêmes influences que les affections *catarrhales.* « Les causes *cosmiques* sont le froid et l'humidité...
« Ce qu'il y a d'incontestable, c'est que l'angine couenneuse
« est désormais endémique en France, et qu'elle sévit sur-
« tout sous la forme épidémique dans les mois froids, hu-

« mides ou à température variable, ainsi que dans les régions
« également basses et humides. » (1)

2° Invasion.

Les symptômes d'invasion de la diphthérie sont en tout semblables à ceux des affections catarrhales. Aussi, très-souvent, le début de la maladie est-il pris pour un rhume, et ce n'est que lorsqu'arrive la période ultime de la maladie, (période laryngienne ou croup), que l'on s'aperçoit de la fatale méprise.

« Il convient d'insister sur les symptômes de la diphthérie
« qui constituent l'invasion, et précèdent par conséquent le
« croup ; la durée est variable, de cinq à onze ou douze jours.

« Les phénomènes morbides sont ceux de la fièvre catar-
« rhale (Monneret). Les malades sont pris de frissons, de
« chaleur, de courbature et d'accablement ; la fièvre est ré-
« mittente, (le visage est gonflé dans la fièvre, pâle dans la
« rémission fébrile) ; les yeux sont rouges, larmoyants, le
« malade perd l'appétit, la langue est couverte d'un enduit
« saburral, il y a des nausées et des vomissements. (1).

3° Relations avec les autres maladies.

A part les épidémies de diphthérie, c'est avec les affections où l'élément *catarrhal* est dominant qu'elle se rencontre

---

(1) Henri Roger et Michel Peter. Dictionnaire encyclopédique des sciences médicales, tome V, pages 14 et 18.

(1) Georges Bergeron. Des caractères généraux des affections catarrhales aiguës, page 62.

exclusivement, comme la coqueluche, la scarlatine, la rougeole. Or, dit un proverbe populaire : Dis-moi qui tu hantes, je te dirai qui tu es ; ou, comme a écrit Bacon : « le semblable cherche son semblable. » Cette idée est confirmée scientifiquement par l'illustre physiologiste anglais, J. Hunter : « L'éco-« nomie ne peut être en même temps le siége que d'une « seule action spécifique ; deux actions ne peuvent exister « en même temps dans la même partie ou la même « constitution. » (1).

6° Produits morbides.

Dans la diphthérie, les produits morbides, sécrétés par les muqueuses ou par la peau, sont de deux sortes bien distinctes : l'une, solide, constitue ce qu'on est convenu d'appeler la fausse membrane ; l'autre, liquide (passée le plus souvent sous silence dans les livres), est en tout semblable aux sécrétions catarrhales et varie seulement de consistance, suivant la muqueuse qui la sécrète.

Ce produit liquide, très-abondant dans la diphthérie nasale cutanée et dans la bronchite pseudo-membraneuse de l'adulte, montre la parenté qui unit la diphthérie aux affections catarrhales. S'il passe inaperçu dans l'angine pharyngée, c'est qu'il descend dans les voies digestives, et que, suivant la remarque de M. le docteur Bouchut, les enfants ne crachent pas. « La coqueluche est peut-être la seule maladie de l'enfance où il y ait une véritable expectoration. »

---

(1) Hunter. Tome 1er, page 359.
Constantin Paul. — De l'antagonisme en pathologie et en thérapeutique.

Les noms d'ulcères syriaques, d'angine gangréneuse, membraneuse, polypeuse, couenneuse, et celui d'angine diphthéritique imposé plus récemment par Bretonneau à l'angine maligne, nés d'idées fausses sur la nature de la maladie, ne pouvaient qu'induire en erreur sur le traitement qui lui convient.

Ces diverses dénominations laissent supposer ou un produit organisé, ou une altération profonde de la muqueuse et des tissus qu'elle recouvre. Or, rien de cela n'existe ; la prétendue fausse membrane doit, suivant nous, être assimilée aux mucus. Ces derniers, bien que différant entre eux de couleur, de consistance et même de composition, sont unis par deux caractères vraiment spécifiques : 1° ils ne contiennent aucune trace d'organisation ; 2° la muqueuse qui les sécrète jouit de son intégrité; à peine si l'épithélium est atteint. Or, la prétendue fausse membrane réunit ces deux caractères; en un mot, c'est un mucus concret, ou, comme l'appelait Samuel Bard, l'historien de l'épidémie de New-York, en 1771 : un mucus desséché (1).

Ce mucus concret existe très-souvent dans d'autres angines, sans la diphthérie, dont il a singulièrement embrouillé l'histoire. On le trouve encore très-communément à la surface des vésicatoires et de certaines plaies.

---

(1) Je n'ignore pas que la fausse membrane contient de la fibrine, qu'on ne trouve pas dans les mucus ; mais l'urine qui contient du sucre ou de l'albumine ne doit-elle plus pour cela *porter le nom* d'urine ?.....

L'angine diphthérique existe assez souvent sans fausses membranes (1), surtout chez les adultes. Tout dernièrement, j'ai eu à soigner dans la même ferme sept cas d'angine, dont trois simples chez les adultes et quatre pseudo-membraneuses chez les enfants. Ces angines, venant en même temps, sous la même influence épidémique, sont évidemment de même nature. Le médecin doit toujours se tenir en garde contre des angines simples en temps d'épidémies et prendre les mêmes précautions que s'il existait des fausses membranes. Traitées par le cubèbe, à la dose de 15 grammes par jour, dans un julep, elles guérissent rapidement ; elles peuvent donner naissance à des angines couenneuses et *vice versa*. Des faits identiques ont été consignés par M. le docteur Peter dans sa très-remarquable thèse inaugurale sur la diphthérie et le croup.

Il est bien entendu que ce que je viens de dire est seulement applicable à l'angine couenneuse pharyngée, début de la diphthérie, et non à la laryngite couenneuse ou croup, qui en est la période ultime ; disons toute notre pensée : qui en est presque toujours l'agonie.

Répéter aujourd'hui que la laryngite couenneuse ou croup ne diffère de la pharyngite couenneuse que par le siége de la

---

(1) Ne voit-on pas, assez souvent aussi la scarlatine, la variole, etc., sans éruption. Où est donc, dans ces cas, la maladie primitivement locale de quelques médecins?..... Il est très-probable que les paralysies qui succèdent quelquefois à ces angines prétendues simples sont dues à des angines diphthériques sans fausses membranes. Toujours est-il qu'on ne les avait pas observées avant les épidémies de diphthérie aujourd'hui si communes en France. De même voyons-nous l'anasarque scarlatineuse succéder à certaines angines dont on n'aurait jamais connu la nature sans cette circonstance.

maladie, est une grave erreur démontrée par les recherches récentes d'anatomie pathologique d'un grand nombre d'observateurs.

Ainsi, écrit M. le professeur Monneret: « parmi les com- « plications locales commandées par le croup, nous rangeons « la congestion pulmonaire et la broncho-pneumonie lobaire « et lobulaire ; on peut affirmer qu'elles font périr la plus « grande partie des enfants opérés ou non du croup. » (1)

L'empoisonnement profond, la diffluence du sang, l'asphyxie, la *myocardite* et *endocardite diphthérique* (Bouchut et Labadie-Lagrave) les *infarctus apoplectiques dégénérés* et les *abcès consécutifs* à ces *infarctus* (Bouchut), les *Tromboses cardiaques* (Millard, Peter, Lorain et Lépine), etc., toutes ces causes de mort n'existent pointau début de la maladie dans l'angine pharyngée. Cette affection est toujours semblable à elle-même ; on comprend qu'elle puisse guérir par une seule médication. Le croup, au contraire, offre autant de variétés que de malades. Dès lors, la médication qui guérit très-bien l'affection catarrhale au début doit rester impuissante contre les complications que je viens de signaler. Le remède appliqué à temps peut prévenir ces complications, c'est là son but ; mais il ne peut les guérir quand elles existent par suite de la marche de la maladie.

Je désire sincèrement me tromper, mais je crois qu'on ne trouvera jamais de remède certain contre la dernière période de la diphthérie, pas plus qu'on n'en trouvera, par exemple,

---

(1) Monneret. Traité de pathologie interne, tome 3, page 471.

contre la dernière période de la pneumonie, de la phthisie, de la variole, du choléra, etc., en un mot de toutes les maladies graves.

« Supposez, dit M. le professeur Forget, un remède réputé « salutaire dans la pneumonie ou dans la phthisie ; si vous « l'appliquez au troisième degré de ces maladies, il est évi- « dent qu'il échouera, et ainsi se trouvera compromis dans « votre esprit un remède fort bon peut-être dans la première « période de ces affections. » (1)

(1) Principes de thérapeutique, page 363.

CHAPITRE III.

Sympathies de la gorge et des organes génitaux.

> Il y a des spécifiques *d'organes* et des spécifiques de *maladies*.
>
> FORGET. Principes de thérapeutique, page 7.
>
> C'est dans l'étude comparative de l'homme sain et de l'homme malade, dans l'observation attentive et l'appréciation des actes morbides que vous trouverez les plus sûrs enseignements de la médecine, les lumières les plus propres à éclairer le diagnostic, la nature et le traitement des maladies. C'est là que le père de la médecine savait puiser ses règles de conduite pratique, ses principes de thérapeutique.
>
> JOLLY.
>
> (Séance de l'académie de médecine du 13 octobre 1868)

Quelques médecins ayant paru surpris de ce que la médication qui guérit la blennorrhagie pût aussi guérir la diphthérie, je viens attirer tout particulièrement l'attention du corps médical sur les sympathies qui unissent les organes génitaux à la gorge.

Ces sympathies étaient connues d'Hippocrate, ainsi qu'on peut le voir par les passages suivants :

« Une douleur violente tombant tout à coup sur les « testicules emporte les toux sèches (1). »

« Les gonflements des testicules qui succèdent à la toux « rappellent la sympathie qui unit la poitrine, les organes « de la génération et ceux de la voix. (2)

« Si la toux se déclare pendant une inflammation du « testicule, cette inflammation disparait. » (3)

Van Helmont a fait des observations semblables. « La « barbe vient des testicules, puisque les castrats la perdent, « les eunuques diffèrent de tout en tout des individus entiers. « Cependant entre le testicule et le menton, il n'y a ni « canaux particuliers, ni fibres, ni vapeurs...; mais les « organes, de même que l'utérus, agissent sur le corps par « une action sympathique ; ils ont un flux impalpable « comme la lune a le sien. (4) »

Je viens signaler d'autres sympathies :

1° La belladone, qui guérit l'incontinence d'urine, produit la sécheresse de la gorge.

2° Le bromure de potassium produit l'anaphrodisie et l'anesthésie de la gorge.

3° L'empoisonnement cantharidien produit le priapisme et la constriction de la gorge.

---

(1) Hipp., épid., 2 sect. V, N° 9.
(2) Épid., sect. 6 fin.
(3) Épid., 2 sect. 1, 6.
(4) Van Helmont. Histoire de la médecine par Bouchut, page 297.

4° La rage produit à peu près les mêmes symptômes.

5° La strangulation produit aussi le priapisme.

6° Dans l'hystérie il y a aussi spasme de la gorge.

7° Tout le monde connait l'effet produit par la castration sur la voix.

8° A l'époque de la puberté, le développement des organes génitaux est indiqué par un changement de la voix.

9° A la suite des maux de gorge, dans la scarlatine et même dans la diphthérie, on observe fréquemment des arthrites comme dans la blennorrhagie.

10° Les oreillons so. t souvent accompagnés d'orchites.

11° La syphilis inoculée aux organes génitaux se développe très-souvent d'une manière sympathique à la gorge. (1)

De tout ce qui précède on doit conclure que :

1° La gorge est le *satellite* des organes génitaux;

2° La médication qui guérit la blennorrhagie, affection catarrhale de l'urèthre, guérit pareillement la diphthérie, affection catarrhale de la gorge.

---

(1) « Des ulcères phagédéniques rongent diverses parties du corps ; « ils commencent ordinairement par attaquer le gosier. »

SYDENHAM. — Médecine pratique, page 416. (Lettre à Henri Paman sur l'histoire et le traitement du mal vénérien.)

CHAPITRE IV.

DIAGNOSTIC.

L'angine maligne est aux angines simples ou catarrhales ce que la fièvre intermittente est aux fièvres d'accès ; même caractère insidieux dans les deux maladies. *C'est un chien qui mord sans aboyer*. Pour l'une et l'autre maladie, il faut se hâter de recourir au traitement. Le moindre délai peut entraîner la mort. Le quinquina, médicament héroïque dans le premier accès de la fièvre pernicieuse, devient impuissant après plusieurs accès : il en est de même du cubèbe dans la dernière période de la diphthérie. Pour faire connaître toutes les difficultés du diagnostic, je ne crois pouvoir mieux faire que de citer quelques auteurs qui s'en sont spécialement occupés.

« Il n'est, dit Ozanam (1), pas de maladies qui présente
« plus que celle-ci, des anomalies de symptômes et qui soit
« plus insidieuse.

---

(1) Histoire des maladies épidémiques, tome 3, page 73.

« Tous les jours, dit le Dr Jodin (1), il se présente aux
« consultations des enfants ayant la gorge couverte de fausses
« membranes, qui sont venus à pied, qui n'ont pas de fièvre,
« qui n'ont jamais cessé de se lever, de manger, de jouer,
» alors que depuis plusieurs jours ils avaient un peu de toux
« avec altération de la voix ; quelques-uns de ces enfants
« meurent avant que 24 heures se soient écoulées, et à l'au-
« topsie, on trouve tout le conduit aérien rempli de fausses
« membranes.

« Le début, dit M. Grisolle (2), est des plus insidieux ; il
« est des malades qui, ayant déjà une fausse membrane sur
« les amygdales, ont à peine de la douleur et de la gêne dans
« la gorge ; ils continuent à vaquer à leurs occupations.

Mais c'est surtout à l'illustre auteur de la *Clinique de l'Hôtel-Dieu de Paris*, qu'il faut avoir recours pour être renseigné d'une manière exacte sur les symptômes de cette terrible maladie.

« Méfiez-vous dans la pratique des maladies du jeune
« âge, de ces accidents si légers en apparence qui peuvent
« être le début d'une maladie terrible. Lorsque vous verrez
« un enfant souffrant, depuis quelques jours, d'un peu de
« malaise avec un mouvement fébrile insignifiant, ne sachant
« vous dire de lui-même d'où il souffre, portez tout de suite

---

(1) De la nature et du traitement du croup, page 18.

(2) Traité de pathologie interne, 9e édition, tome Ier, page 283.

« votre attention du côté de la gorge, abaissez la langue de « manière à bien voir jusqu'au fond du pharynx, et dans un « grand nombre de circonstances, vous verrez que ce ma- « laise annonçait le commencement de la diphthérie. Vous « trouverez des concrétions pseudo-membraneuses sur les « amygdales et sur le voile du palais... La douleur de « gorge est si peu de chose que les enfants de quatre à cinq « ans, qui peuvent exprimer ce qu'ils éprouvent, ne s'en « plaignent pas Cette absence presque complète de symp- « tômes généraux et de douleur de gorge permet à la ma- « ladie de marcher insidieusement, de telle sorte que le « médecin n'est appelé que lorsque l'affection a gagné le « larynx, c'est-à-dire que le croup est déclaré ; alors aussi « les concrétions pseudo-membraneuses qui occupaient d'a- « bord le pharynx ont eu le temps de se détacher, et c'est à « peine si l'on en trouve encore quelques débris sur les « amygdales ou en d'autres points de la membrane muqueuse « palatine. C'est là un fait capital ; il explique bien des « cas où l'on a cru que la laryngite pseudo-membraneuse « s'était développée d'emblée sans s'être propagée du « pharynx vers les parties inférieures. » (1)

Cette marche de la maladie n'en aurait-elle point imposé à certains partisans des topiques et de la cautérisation, de manière à faire croire que la disparition des fausses membranes était due au traitement local ? De là ces tentatives réitérées pour faire pénétrer les topiques jusque dans le larynx.

---

(1) Trousseau. Clinique médicale de l'Hôtel-Dieu. tome Ier.

A l'appui de l'opinion de ces auteurs sur l'obscurité de l'invasion de la diphthérie, je crois utile de citer l'observation suivante :

« Le 12 mars 1866, Guittier Jean, âgé de cinquante-deux « ans, cultivateur, demeurant à la ferme du Pérouseau, « commune de Contest, vint chez moi pour me remettre le « montant d'une petite somme qu'il me devait. Il avait fait « à pied plus de 14 kilomètres, et il n'éprouvait aucune « fatigue. Cependant, comme il ressentait, depuis la veille, « un léger mal de gorge, qui au début avait été précédé de « fièvre, il me prie de l'examiner. Je constatai sur l'amygdale « droite la présence d'une pseudo-membrane de très-petite « dimension. Ne doutant pas que j'avais affaire à une angine « couenneuse, je prescrivis une cuillerée à bouche de sirop « de copahu, toutes les deux heures, avec une cuillerée à « bouche de sirop de styrax dans les intervalles, toutes les « deux heures également.

« Je ne dissimulai point à Guittier la gravité de sa « maladie et l'engageai à revenir me voir le lendemain.

« De retour chez lui, il rencontra le propriétaire de « la ferme, M. B....., de Mayenne, fils d'un ancien « pharmacien, et lui apprit qu'il venait de me consulter ; « qu'il avait une angine couenneuse et que je lui avais ordonné « les sirops de copahu et de styrax. M. B..... s'amusa « beaucoup de la frayeur de son fermier et lui dit qu'on « n'était guère malade lorsqu'on faisait sept lieues à pied ; « que le copahu était une drogue horrible à prendre, etc.

« Guittier ne se laissa que trop facilement persuader et « il mit de côté le copahu et le styrax.

« Le 13 et le 14, il continua à se livrer à ses travaux
« habituels.

« Le 15, on remarque chez lui un enrouement assez
« prononcé.

« Le 16, le malade garde le lit. On vient me chercher.

« Le 17 seulement, je puis me rendre auprès du malade.
« Le pouls est fréquent et petit. Aphonie et dyspnée con-
« sidérables. Sueur abondante sur le visage. Rejet continuel
« d'un liquide filant comme du blanc d'œuf et mêlé de
« fausses membranes ; le pharynx en est tapissé.

« Son état est des plus graves ; il offre beaucoup de
« ressemblance avec celui d'un malade à la dernière période
« d'une phthisie laryngée. Sans espoir de réussir, je lui fais
« prendre cependant du sirop de copahu et du sirop de
« cubèbe. Il succomba le lendemain.

« M. B....., en apprenant la mort de son fermier,
« manifesta un grand chagrin et se reprocha d'en être
« l'auteur involontaire.

« J'ai l'intime conviction que cette fois il ne se trom-
« pait pas. » (1)

Il faut donc, je ne saurais trop le répéter, que le médecin apprenne aux parents que les enfants atteints d'angine couenneuse *boivent et mangent sans difficulté ;* qu'ils se plaignent rarement du mal de gorge, et qu'ils ne s'alitent guère qu'*au début de la maladie,* pendant 12 ou 24 heures.

---

(1) H. TRIDEAU. Nouveau traitement de l'*Angine couenneuse*, chez J. B. Baillère et fils, 1866, pages 20 et 21.

On remarque seulement un peu de tristesse, une diminution de l'appétit, et chez les très-jeunes enfants, de la salivation. Si l'on palpe avec les doigts le cou au-dessous de l'angle de la mâchoire, on trouve très-souvent, du côté malade, un engorgement ganglionnaire que j'ai vu prendre tout récemment pour les *oreillons*. La maladie, ou plutôt ce malaise paraît si peu grave, qu'à la campagne surtout, les personnes éloignées de médecin ne se dérangent pas pour faire examiner leur enfant.

En voilà encore un exemple qui ne s'effacera jamais de ma mémoire :

En 1863, comme je traversais les landes du Cl...., commune de Pl...., on me pria de voir en passant un enfant, âgé de 7 ans, atteint de fièvre. Je reconnu chez ce petit malade une angine couenneuse à son début, et je dis aux parents de venir promptement chez moi chercher des remèdes. Personne ne vint. Quelques jours après, me trouvant dans la contrée, je voulus voir ce qui était advenu, et j'entrai dans la maison. Un cierge brûlait près du lit de l'enfant, qui dormait du sommeil éternel. — Je demandai au père pourquoi il ne m'avait pas envoyé demander des médicaments comme je le lui avais prescrit ; il me répondit en pleurant : « Mon enfant ne paraissait pas malade ; *hier* « *encore il jouait sur la lande.* »

Que de faits pareils je pourrais citer !

Il faut que les parents, chaque fois qu'un de leurs enfants est indisposé, examinent eux-mêmes la gorge en abaissant la langue avec le manche d'une fourchette, et qu'au moindre soupçon ils aillent trouver un médecin. Cette pratique, généralisée dans ce pays, donne les meilleurs résultats.

CHAPITRE V

PRONOSTIC

Je crois utile de donner le pronostic de l'angine couenneuse traitée par les médications autres que les balsamiques. Pour cela, j'emprunterai encore des citations aux auteurs classiques.

« L'Angine gangréneuse (couenneuse) est une des plus « redoutables maladies ; deux cents personnes périrent en « trois semaines à Alkmaërt en 1557. L'épidémie de 1564 « dépeupla le globe ; celle d'Espagne, en 1604, emporta tous « les malades. En 1618, cinquante mille personnes en « moururent à Naples. Peu de malades échappèrent à celle « qui régna à Paris, de 1743 à 1746. Celles de Simenthal et « de Rampisen, en 1755, firent périr les sept huitièmes des

« enfants. On a établi la mortalité générale produite par « cette maladie à 80 pour 100. » (1)

« Le pronostic d'une aussi terrible maladie est néces« sairement des plus funestes : abandonnée à elle-même, « elle est presque fatalement mortelle... L'épidémie avait « fait de tels ravages dans un village environnant la Chapelle« Veronge que, sur soixante enfants, presque tous du sexe « masculin, qui furent atteints de la maladie, soixante « succombèrent. Ce fait a été rapporté par M. Ferrand. » (2)

« Lorsque j'arrivai en Sologne, je trouvai les médecins « découragés à ce point que quelques-uns ne voulaient plus « voir les malades affectés d'angines malignes, et les curés « m'affirmaient que tous les individus qui en étaient atteints « mouraient inévitablement. » (3)

« La guérison est une terminaison rare de l'angine « diphthérique. » (4)

« La terminaison de cette affection est très-fréquemment « funeste. » (5)

« On est bien revenu à Paris sur la valeur de la cautéri« sation, et, pour notre compte, nous croyons qu'elle est bien « inutile, sinon même nuisible. C'est aussi l'opinion professée « à la Faculté par M. Monneret. Les insuccès si flagrants

(1) OZANAM. Histoire médicale des maladies épidémiques, tome IV, page 340
(2) Thèse inaugurale sur l'angine membraneuse, Paris 1827.
(3) TROUSSEAU. Clinique de l'Hôtel-Dieu.
(4) BEHIER et HARDY. Traité de pathologie interne, tome 2, page 218.
(5) VALLEIX. Guide du médecin particien, 2e édition, tome II, page 380.

« de la cautérisation du chlorate de potasse, etc., ont « amené des médecins à dire que la diphthérie guérit quand « il lui plaît. » (1)

Trois signes sont surtout à redouter dans l'angine couenneuse ; les voici par ordre de gravité :

1° Le défaut d'appétit, le dégoût insurmontable pour tous les aliments ; (2)

2° Un engorgement ganglionnaire considérable et qui *sent la peste*, pour me servir des expressions de Mercatus ;

3° Des fausses membranes occupant les fosses nasales avec écoulement séreux, ou seulement cet écoulement.

A mes yeux, ces trois signes, surtout les deux premiers, sont de la dernière gravité.

Les auteurs que je viens de citer considèrent l'angine couenneuse comme *le plus souvent mortelle.*

Pour moi, cette maladie étant prise au début, et le cubèbe étant administré convenablement, j'affirme qu'elle est *rarement mortelle*. Du reste, on peut s'en convaincre, en lisant les pièces justificatives à la fin du volume, et l'opinion des médecins qui ont expérimenté cette méthode.

---

(1) Dr Olivier. Journal des connaissances médico-chirurgicales, 15 mars 1862

(2) « Dans toute espèce de maladies, tant que l'appétit subsiste rien n'est « perdu... Les malades du 3me livre des épidémies, d'Hippocrate, avaient « tous perdu l'appétit, et tous moururent. »

BAGLIVI. Médecine pratique, page 141.

CHAPITRE VI

TRAITEMENT PRÉVENTIF

« *Partez promptement, allez loin, et revenez le plus tard* « *possible* » a dit Carnevale, à propos de l'angine couenneuse, désignée autrefois en Italie sous le nom de *tonsilles pestilentielles.*

Tel est aussi le Conseil qu'à l'exemple du médecin de Naples, je donne aux familles, toutes les fois que dans une maison où sévit la diphthérie, il se trouve de très-jeunes enfants. Il faut les éloigner à tout prix (1), car cette affection est éminemment contagieuse.

(1) Il y a cinq ans, une mère ne voulut point, malgré mes pressantes sollicitations, éloigner de la maison paternelle, où régnait la diphthérie, son jeune fils, âgé de deux ans. Quelques jours après, on m'amena cet enfant à minuit, *en plein croup*. Il mourut cette nuit même. La mère ne s'était nullement aperçue du début de la maladie.

Quant à ceux âgés de douze ans et au-dessus, le conseil est moins impérieux. A cet âge, en effet, la maladie marche en général avec moins de promptitude, et surtout l'administration des médicaments est plus facile.

Il faut interdire la maison aux personnes ayant des enfants, et, à plus forte raison, aux enfants eux-mêmes (1).

Je pense que le terme de trois semaines à un mois, assigné par MM. Roger et Peter (2) à l'isolement des enfants, est insuffisant. J'ai vu la maladie atteindre deux enfants qui avaient été éloignés pendant *un mois* de la maison paternelle. Combien de fois j'ai souhaité qu'il y eût dans chaque ferme un petit pavillon isolé et éloigné de la maison d'habitation, qui pût servir d'infirmerie pour les personnes atteintes de maladies contagieuses. Souvent un foyer d'angine couenneuse, de variole, de scarlatine s'éteindrait et ne se propagerait pas à toute la famille et même à toute une contrée.

---

(1) Plusieurs fois j'ai frémi de terreur en voyant des mères portant dans leurs bras ou conduisant par la main leurs jeunes enfants dans des maisons envahies par le croup; elles paraissaient insensibles aux représentations que je leurs faisais. L'une d'elle me demandait même d'un air de doute avec qui l'enfant qui était malade avait contracté sa maladie. *L'ignorance est compagne du fatalisme.* « C'est ainsi que nous voyons, dit M. Lorain, les vieux Turcs, « fidèles au dogme du fatalisme, prétendre que la variole doit venir si cela « est écrit. C'est en vertu de ce principe qu'ils se refusent encore aujourd'hui « à éteindre les incendies. »

Conférences historiques faites pendant l'année 1865. *p.* 544.

(2) Dictionnaire encyclopédique des sciences médicales. Tome V, Page 38.

La résidence sous le même toit avec des individus atteints de la diphthérie n'est pas le seul mode de propagation de cette terrible maladie.

Le linge contaminé des personnes mortes ou qui seulement ont été atteintes peut la communiquer, ainsi que nous le voyons pour la variole, la scarlatine ; et comme ce fait est peu connu, je veux en citer un exemple rapporté par M. le docteur Delanglard et consigné dans l'ouvrage de M. A. Laboulbène (1).

« Enfin, comme si la diphthérie ne devait pas encore
« cesser ses ravages, le linge de corps du défunt fut donné,
« et malgré avis contraire, à une blanchisseuse du quartier.
« Ce linge fut déposé dans un magasin et la petite fille de la
« blanchisseuse joua pendant une matinée sur ce linge placé à
« terre. Cet enfant contracta la diphthérie et succomba en
« quelques jours. »

Un dernier mode de propagation moins connu est celui occasionné par des personnes ayant seulement été momentanément en contact avec des malades, et qui, sans être atteintes elles-mêmes, sont cependant aptes à communiquer la maladie.

Voici un exemple frappant de ce mode de contagion.

« Le célèbre professeur Hildenbrandt, de Vienne, en
« Autriche, obligé de partir au moment où la scarlatine

(1) Recherches sur les affections pseudo-membraneuses, page 327.

« régnait épidémiquement dans cette capitale, porta un habit « noir dont il avait été revêtu durant cette maladie. Il la « répandit dans tous les lieux de la Podolie où il fit un « court séjour. » (1)

Ce que Hildenbrandt a constaté pour la scarlatine, l'auteur de la *Clinique de l'Hôtel-Dieu* de Paris l'a reconnu vrai pour la diphthérie, proche parente de la première.

« Trousseau, — écrit en effet M. le docteur Emile « Mansord (2), — dans l'épidémie qu'il a observée en Sologne, « a pu assister à la migration de la diphthérie, et il a vu la « maladie, sautant par dessus des cités populeuses, être « transportée par des individus infectés ou ayant été en contact « avec des malades dans des localités éloignées. »

Voici de nouvelles preuves à l'appui de ce qu'a observé le professeur Trousseau. Je crois très-utile de les signaler ici.

Déjà, en 1863, j'avais fait la remarque que, dans une commune voisine de celle que j'habite, les petites filles d'une pension étaient seules atteintes d'angine couenneuse; rien de semblable ne se passait dans l'école des garçons. Cette épidémie avait débuté ainsi : une petite pensionnaire, âgée de sept ans, la nommée T... F..., mourut du croup, le 10 octobre 1863, dans l'établissement même. A partir de ce moment, chaque semaine plusieurs petites

(1) Ozanam. Histoire des maladies épidémiques. Tome 2, page 304.

(2) Essai sur l'histoire de la diphthérie pharyngienne. Thèse de Paris pour le doctorat. Février 1874.

filles, atteintes d'angine couenneuse, partaient du pensionnat pour aller chez leurs parents et communiquaient ainsi la maladie à leurs frères et sœurs.

Je pensai, et c'était aussi la rumeur publique, que la maladie avait été introduite dans la pension par l'institutrice qui, chaque jour, allait visiter et traiter des malades et venait ensuite faire sa classe. Je crus de mon devoir d'en parler au maire de la commune, et je le priai d'engager cette institutrice à cesser d'aller visiter les malades pendant que durerait l'épidémie ; mes conseils ne furent pas écoutés. La maladie continua à faire de nouvelles victimes ; trois enfants, entre autres, succombèrent dans la même famille où la maladie avait été apportée par une pensionnaire de l'établissement.

En 1871, dans une commune voisine de la précédente, un petit garçon, âgé de cinq ans, le nommé P... E..., fut atteint d'angine couenneuse. Traité par l'institutrice, il succomba au bout de huit jours de maladie, le 26 septembre 1871. Cette mort fut le signal d'une épidémie qui se déclara dans la pension de filles exclusivement. L'école des garçons resta indemne. Quinze ou seize petites filles furent atteintes. Traitées par le cubèbe, elles guérirent toutes, à l'exception de deux sœurs qui, confiées aux soins de l'institutrice, succombèrent rapidement. A tous il parut évident que la maladie avait été apportée dans l'école par l'institutrice, et l'école se trouva fermée parce que les parents retirèrent leurs enfants. Depuis, j'ai eu l'occasion d'observer dans deux épidémies des faits analogues.

En réfléchissant sur ces diverses circonstances, on reste convaincu qu'on chercherait en vain un moyen plus certain et plus prompt de faire naître la diphthérie et de la répandre dans toute une contrée. Par suite de la présence *dans un lieu clos, et pendant une grande partie de la journée*, d'une personne ayant été en contact avec des malades atteints d'angine couenneuse, la salle renfermant 30 ou 40 enfants se trouve transformée en une véritable salle d'incubation diphthérique (1). L'enfant, personne ne l'ignore, est prédisposé, plus qu'à aucun autre âge de la vie, à être atteint par les maladies contagieuses, et surtout par la diphthérie. Or les enfants contagionnés s'en retournent chez leurs parents où ils communiquent la maladie à toute la famille.

Notons que la diphthérie n'est pas la seule maladie qui puisse être communiquée de cette sorte : la rougeole, la scarlatine, la variole, les fièvres typhoïdes et toutes les autres maladies contagieuses doivent bien certainement avoir très-souvent le même mode de propagation.

Je ne sais si ces faits ont été déjà signalés. A ceux, toutefois, qui pourraient en douter, je rappellerai que c'est d'hier seulement que l'on connaît la contagion de la phthisie. Qui la conteste aujourd'hui ?.... Qui connaissait, il y a peu d'années, la paralysie diphthérique ? C'est que, comme l'a écrit Biot, « *rien n'est plus clair que ce qu'on a trouvé hier ;*
« *rien n'est plus difficile à voir que ce qu'on trouvera demain.* »

---

(1) Pour terme de comparaison, est-il besoin de rappeler encore avec quelle facilité le typhus des bêtes à cornes se propageait dans nos campagnes, en janvier et février 1871, malgré les précautions minutieuses et sévères prises par l'Administration pour enrayer la marche de ce terrible fléau.

CHAPITRE VII

TRAITEMENT

> Si on avait voulu faire attention à ce que j'ai enseigné, il y a déjà quatorze ans, touchant la manière dont il faut donner le quinquina.... plusieurs de ceux qui sont dans le tombeau seraient peut-être encore vivants.
>
> (*Médecine pratique de Sydenham*, p. 399).
>
> Rien de plus difficile néanmoins que d'écrire sur les maladies aigües, parce-qu'elles durent si peu que, si l'on manque l'occasion de donner les secours nécessaires, on ne la retrouve plus ensuite et le malade périt sans ressource ; au lieu que dans les maladies chroniques, on a le temps d'examiner, de se retourner et de prendre le meilleur parti.
>
> (*Médecine pratique de Sydenham*, p. 407.)
>
> (Lettre de Henri Pamag.)

Le praticien qui a bien voulu se donner la peine de lire ce qui précède doit avoir reconnu, du moins je le pense, que c'est uniquement par le raisonnement, *par déduction,* qu'on est porté à employer les balsamiques contre la diphthérie.

J'ai fait mon possible pour éclairer l'histoire de cette affection et pour en bannir l'empirisme « *qui fait de la médecine un royaume d'aveugles* », suivant l'expression de Baglivi.

« La vraie science, au contraire, dit un éminent physiolo-
« giste de nos jours, agit et explique son action ou sa
« puissance ; c'est là son caractère ; c'est là son but. » (1)

Le traitement que je propose n'est point en contradiction avec les idées reçues, car l'indication pour tous les médecins est claire et précise, et peut se résumer dans ces mots : *empêcher la reproduction des fausses membranes* (2). Or, les balsamiques, et en particulier le copahu et le cubèbe, sont très-efficaces pour obtenir ce résultat. Les pièces justificatives le démontrent amplement.

Autrefois, je donnais fréquemment le baume de copahu sous forme de sirop (3) ; mais le goût nauséabond de ce

---

(1) Claude Bernard. Introduction à l'étude de la médecine expérimentale, page 252.

(2) « Nous n'avons donc pas le traitement de la diphthérie, et nous n'au-
« rons ce traitement que le jour où nous posséderons un agent qui arrête
« sûrement la production des fausses membranes. »

Dr P. Jousset. (Lettre sur le traitement de la diphthérie. *Tribune médicale*, 17 janvier 1869.)

(3) Formule du sirop de copahu :

Copahu	80 grammes.
Gomme en poudre	20 —
Eau	50 grammes.
Essence de menthe poivrée	16 gouttes.
Sirop de sucre	400 grammes.

On émulsionne le baume de copahu avec l'eau et la gomme ; on ajoute l'essence, puis le sirop.

médicament, les troubles gastro-intestinaux qu'il produit et la perte de l'appétit qu'il peut occasionner, m'en ont fait restreindre l'emploi aux cas les plus graves, et surtout chez les adultes, ainsi que je le dirai bientôt.

C'est au poivre cubèbe en poudre que j'ai habituellement recours. Le cubèbe, en effet, ne produit ni vomissement ni diarrhée ; il produit plutôt la constipation. Le goût en est bien moins désagréable et la plupart des enfants l'avalent sans difficulté.

« En résumé, écrit M. Dieu (1), le poivre cubèbe est un « puissant remède hyposténisant, beaucoup moins désa- « gréable à prendre que tous ceux dont on use dans la « blennorrhagie ; c'est celui qui présente les effets les plus « constants ; il pénètre rapidement dans l'économie ; l'admi- « nistration n'en est suivie d'aucun effet fâcheux ; il excite « au contraire l'appétit, favorise l'acte de la digestion... et « lorsque l'action thérapeutique en sera généralement appré- « ciée, il pourra trouver de nombreuses applications dans « le traitement d'une foule de maladies inflammatoires. »

Voici maintenant mes formules :

Pour un enfant de 6 ans, depuis 12 jusqu'à 20 grammes de cubèbe, dans les 24 heures, suivant la gravité de la maladie. Le cubèbe est pulvérisé finement au moment de s'en servir, et la poudre est suspendue dans un julep fortement sucré.

(1) Matière médicale et thérapeutique.

Poivre cubèbe		*12*	*grammes.*
Sirop simple		*100*	—
Vin de Malaga / *Eau*	*a a*	*20*	—

Si l'on augmente la dose de cubèbe, il faut aussi augmenter la quantité du véhicule. S'il survient de la diarrhée, — ce qui est rare, — je fais donner quelques cuillerées à café de sirop diacode. Alimentation : beaucoup de lait.

Il faut continuer la médication, à doses décroissantes, plusieurs jours après qu'il n'existe plus de fausses membranes ; les petits malades peuvent ne pas garder le lit.

Pour les adultes, 25 à 30 grammes de poivre cubèbe dans les 24 heures, également dans un julep : — 15 grammes de cubèbe dans 180 grammes de julep, suivant la formule ci-dessus ; — deux semblables dans les 24 heures.

Si la maladie offre beaucoup de gravité, je fais donner, en outre, dans les 24 heures, 20 à 30 pilules dont voici la formule :

(1) Copahu solidifié officinal	*30 centig.*	*Pour une pilule.*
Cubèbe	*20* —	

(1) Copahu solidifié officinal (Mialhe) :

Baume de copahu	500 grammes.
Magnésie calcinée	32 —

Et en même temps quelques cuillerées à café de sirop d'opium pour s'opposer à la diarrhée.

J'ai pour but, en donnant ces pilules, de provoquer l'éruption scarlatiniforme qui vient bien plus fréquemment avec le copahu qu'avec le cubèbe seulement ; et toujours, quand survient l'éruption, la maladie est vaincue. Je fais cesser les remèdes à ce moment, surtout si l'éruption est copahique. Cette éruption est accompagnée d'un violent prurit que je n'ai point observé dans l'éruption produite par le cubèbe.

Il m'arrive quelquefois de donner ces pilules aux enfants. Dans ce cas, il est bon de les émietter et de les faire prendre dans de la pomme cuite ou crue ; le raisiné serait également convenable, je pense ; mais la confiture de groseille est trop liquide.

On donne chaque jour, de ces pilules, un nombre égal à celui de l'âge de l'enfant : ainsi à 7 ans, sept pilules ; à 10 ans, dix pilules, etc,. Il importe alors, pour éviter la diarrhée, d'administrer quelques cuillerées à café de sirop diacode. Toutefois il faut être sobre des préparations de copahu chez les enfants et ne pas les continuer trop longtemps. Les enfants prennent facilement les pilules de la manière que je viens d'indiquer. Il est bien entendu qu'on donne en même temps le julep au cubèbe.

J'ai fait prendre quelquefois le cubèbe en lavement quand il était mal supporté par l'estomac, ou, le cas pressant, quand je voulais en administrer en peu de temps de très-fortes doses. Je me souviens, entre autres, d'une fillette âgée de trois ans, atteinte d'angine couenneuse; elle rejetait, par le vomissement, la potion au cubèbe. Je lui fis donner toutes les six heures, en lavement, six grammes de poudre de cubèbe fraichement pulvérisée, suspendue dans environ un verre de décoction de racine de guimauve. La guérison ne se fit pas attendre.

Chez un garçon âgé de quatre ans, atteint du croup, outre la potion au cubèbe qu'il prenait facilement, je fis donner aussi chaque jour quatre lavements au cubèbe; il guérit. C'est un moyen à essayer dans les cas que je viens de spécifier; mais je n'oserais pas conseiller les lavements seuls comme unique moyen de traitement dans l'angine couenneuse.

Dans quelques cas rares, chez les enfants indociles, je me sers pour faire avaler le julep d'une espèce de biberon à long bec, fabriqué *ad hoc*, qu'on introduit jusqu'à l'entrée du pharynx. J'ai vu des enfants, le premier jour, refuser le julep, qui le prenaient facilement les jours suivants.

La durée du traitement est en général de cinq à six jours, et dès le premier jour, les fausses membranes cessent ordinairement de se reproduire. La fétidité de l'haleine disparait presque instantanément. Cependant, dans quelques cas, la maladie peut durer dix à douze jours.

Je crois devoir insister sur les deux points suivants:

1° Il faut employer, dès le début, de fortes doses de cubèbe (il ne peut jamais nuire); c'est à ce moment qu'il a le plus d'action. Il faut, en quelque sorte, en saturer l'économie, afin d'enrayer la maladie et d'empêcher l'empoisonnement et *les paralysies diphtériques qui en sont la conséquence*. Quand la maladie est enrayée dès le début, il ne survient point de paralysie grave.

Tout dernièrement on est venu me chercher, la nuit, pour aller à L....., à 14 kilomètres de ma résidence, traiter un petit garçon âgé de trois ans et demi, atteint d'angine couenneuse avec diphthérie nasale et engorgement ganglionnaire considérable. Le médecin qui lui donnait des soins, praticien très-expérimenté, avait porté un pronostic très-grave, et les parents redoutaient pour cette nuit même une terminaison funeste. Je fis prendre à cet enfant *24 grammes* de cubèbe chaque jour, plus *quatre pilules* copahu et cubèbe émiettées dans de la pomme cuite ; il guérit rapidement. Il est très-remarquable de voir tolérer d'aussi fortes doses de cubèbe tant que dure la maladie.

Plusieurs fois j'ai vu guérir par cette médication des enfants auxquels on parlait de pratiquer la trachéotomie.

2° Il faut que le médecin visite très-fréquemment ses malades. Combien est vraie,— surtout en ce qui concerne le traitement de l'angine couenneuse, — cette parole de Celse : « que le meilleur praticien est celui qui ne perd « jamais de vue ses clients. »

Cette médication guérit très-promptement les angines inflammatoires ; mais elle est impuissante contre l'angine phlegmoneuse et la stomatite ulcéro-membraneuse. Je l'emploie chez les enfants dans toutes les angines simples et l'angine striduleuse, surtout s'il existe de l'enrouement.

« Rien n'est insupportable à l'homme raisonnable que « ce qui est sans raison, a dit un ancien philosophe » (1). C'est pour ce motif sans doute, et pour n'avoir rien compris au mode d'agir des spécifiques, du quinquina notamment, que tant de médecins se sont refusés pendant si longtemps à les expérimenter. (2)

Je crois donc utile de revenir sur le mode d'action des balsamiques, et pour cela je crois ne pouvoir mieux faire que d'emprunter la citation suivante à M. le docteur Luton, de Reims : (3)

« Un balsamique administré par l'estomac, va modifier « en nature la muqueuse des bronches, des voies urinaires, « des organes génitaux, et même de la peau sur laquelle « il manifeste ses effets par des éruptions spéciales, et « en modifiant des éruptions spontanées, telles que le « psoriasis, par exemple. Ne sont-ce pas là autant d'actions « topiques et par suite substitutives qui sont exercées?.. « Lorsque le médecin y a recours, il a conscience d'être

---

(1) Maxime d'Epictète.

(2) Voici la dernière diatribe contre le quinquina du trop célèbre Gui Patin, ancien doyen de la faculté de médecine de Paris. Pendant toute sa vie, il nia l'efficacité de ce précieux médicament et injuria grossièrement ceux qui en faisaient usage. La citation suivante peut donner une idée de la bonne foi de certains critiques :

« Je n'ai jamais donné du quinquina ; j'en ai vu, qui pour s'y « être trop fiés, sont devenus hydropiques. »

Gui Patin, lettre DXCIII à Falconet. Tome 3, page 492.

(3) Etude sur la médication substitutive. Pages 83 à 49.

« intervenu effectivement dans la marche d'une maladie, « il a réellement fait acte médical. »

Quelques mots maintenant sur le moment opportun de l'emploi des balsamiques ; car, il ne faut pas l'oublier : « *c'est l'opportunité qui guérit; c'est elle qui fait la valeur* « *du remède.* »

C'est dans la période pharyngienne qu'il convient d'employer le cubèbe ; la médication reste le plus souvent impuissante quand les fausses membranes occupent le larynx. J'ai expliqué dans un autre chapitre le pourquoi. (1)

Les médecins qui ont fait une étude spéciale de la maladie qui nous occupe et réfléchissent sur ce qu'ils voient, savent que le même médicament ne peut en guérir toutes les périodes ; ainsi disent MM. Henri Roger et Peter : (2) « En dehors de toute théorie, il y a certainement deux « périodes dans l'angine diphthérique, l'une inflammatoire, « l'autre septique ; à chacune doit correspondre une médi- « cation particulière. »

Le cubèbe guérit très-bien la période inflammatoire ; mais il reste le plus souvent impuissant à guérir la période septique ou d'empoisonnement profond, qu'il prévient toujours lorsqu'il est employé en temps opportun. Au reste, il en est de même de tous les spécifiques connus à l'égard des autres maladies. « Le quinquina, dans les affections palustres,

---

(1) Chapitre 2. Nature de l'angine couenneuse.

(2) Dictionnaire encyclopédique des sciences médicales. Tome VI. Page 43.

« écrit M. Pidoux (1), est donc comme le mercure dans la
« syphilis, comme nous verrons le fer dans la chlorose ; il
« triomphe des manifestations superficielles et très-modi-
« fiables de ces maladies, et échoue contre leurs effets
« profonds. »

Les balsamiques ne pouvaient échapper à cette loi qui incombe à tous les spécifiques, quels qu'ils soient.

Un grand nombre de croups guéris doivent se rapporter à l'angine striduleuse (2). « Cette erreur, a écrit M. Jaccoud, « a fait le succès de plusieurs médications. »

Je dois dire, cependant, que j'ai vu guérir, par la médication balsamique, un certain nombre de cas de *vrai croup*.

J'aurais voulu, en terminant, pouvoir indiquer d'une manière précise les doses de cubèbe à employer suivant les différents âges ; mais cela est très-difficile. La maladie, dans certains cas, étant bénigne, n'exige que des doses modérées de cubèbe. Dans d'autres cas d'une violence extrême, ou lorsque les parents ont attendu très-tard à demander le médecin, il faut lutter de vitesse avec le *croup imminent* par de très-fortes doses de médicaments, car les heures sont comptées.....

Voici, toutefois, les doses que j'emploie habituellement chez les très-jeunes enfants :

---

(1) Les vrais principes de la matière médicale. Pages 43 et 44.

(2) Traité de pathologie interne. Tome I, page 732.

1° De huit mois à un an, 8 grammes de cubèbe chaque jour. Je n'ai point eu occasion de traiter d'enfants de la diphthérie avant cet âge ;

2° De deux à trois ans, 10 à 15 grammes dans les vingt-quatre heures.

Du reste, le praticien qui n'a point encore utilisé les balsamiques contre la diphthérie, trouvera, en lisant les observations si intéressantes qui complètent ce mémoire, des indications précieuses sur les doses à employer dans la plupart des cas et sur le mode d'administration.

Je prie donc instamment tous les médecins d'expérimenter sérieusement et consciensieusement cette médication, et de vouloir bien m'adresser leurs observations, en ayant soin surtout d'indiquer leur formule exacte et la dose de cubèbe employée.

NOTA. — D'après mes conseils, plusieurs personnes dans ce pays emploient habituellement, et avec un plein succès, le cubèbe dans les angines des animaux domestiques.

DOCUMENTS

ET

PIÈCES JUSTIFICATIVES.

I

Il faudrait que l'observateur pût prouver ce qu'il avance par des pièces justificatives, et qu'il démontrât qu'il a vu et su voir en tel temps; ce serait le seul moyen de convaincre les pyrrhoniens, qui n'ont que trop le droit de vous dire : *Où avez-vous vu? Comment avez-vous vu?* Et qui plus est encore : *De quel droit avez-vous vu? De quel droit croyez-vous avoir vu? Qui vous a dit que vous avez vu?*

BORDEU, œuvres complètes.

Tome 1er, page 251. Recherches sur les crises.

Lettre du professeur TROUSSEAU à M. TRIDEAU, au sujet du nouveau traitement de l'angine couenneuse par les balsamiques.

Paris, 12 *octobre* 1865.

Vous pouvez être assuré, mon cher confrère, qu'à la première occasion, je mettrai en œuvre votre traitement de l'angine couenneuse. Bien que la thérapeutique ne soit pas désarmée, tant s'en faut, en présence d'un si terrible mal; cependant on ne peut se dissimuler que, trop souvent encore, nous avons à déplorer notre impuissance.

Un bon remède trouvé, c'est mieux qu'une bataille gagnée, et je serai heureux de proclamer, le cas échéant, l'efficacité du nouveau remède et le nom de celui qui l'a découvert.

Veuillez agréer l'expression de mes meilleurs sentiments.

A. TROUSSEAU.

Lettre du même au docteur AMÉDÉE LATOUR, rédacteur en chef de *l'Union Médicale*.

Paris, 27 décembre 1865.

MON CHER AMI,

Voici un travail d'un grand intérêt sur un nouveau traitement de la diphthérie. Je *l'ai essayé avec un grand avantage*, et vous feriez une chose fort utile à la pratique si vous insériez ce mémoire.

Mille amitiés.

A. TROUSSEAU.

Lettre de M. le docteur GARREAU, chirurgien en chef de l'hôpital de Laval, ancien interne lauréat des hôpitaux de Paris.

Laval, le 13 *avril* 1864.

MON CHER CONFRÈRE,

Comme vous m'en aviez exprimé le désir, j'ai donné dans plusieurs cas d'angine couenneuse les préparations de copahu, et voici les résultats auxquels je suis parvenu. Il faut néanmoins vous dire que je ne me suis pas borné uniquement à la médication par le copahu, et que, chaque fois, il a été fait, de cinq à huit fois par jour, des insufflations de tannin dans la gorge.

Dans six cas d'angine couenneuse bien caractérisés, dans lesquels non-seulement les amygdales étaient couvertes de fausses membranes, mais encore la paroi postérieure du pharynx et le voile du palais, j'ai administré le sirop de copahu, à la dose de 30 à 50 grammes par jour, selon l'âge des malades. Le moins âgé de mes malades avait quatre ans et le plus âgé seize ans. Chez l'enfant de quatre ans, les fausses membranes s'étendaient dans les fosses nasales et empiétaient même sur la peau de la lèvre supérieure. Chez un enfant de six ans, qui portait depuis longtemps au bras un vésicatoire, la plaie s'était recouverte de fausses membranes.

Si je vous fais ces remarques, c'est pour faire observer que j'avais bien affaire à de vraies diphthéries.

Chez ces six malades, le sirop de copahu a été en général assez bien supporté et facilement pris. Les accidents de diarrhée ont été combattus avec succès par quelques préparations opiacées. Voici maintenant la durée de la maladie chez chacun de ces malades. L'enfant de quatre ans, à la diphthérie nasale, était complètement guéri après douze jours de traitement. La moyenne de la maladie des cinq autres a été de six à dix jours.

Si je compare maintenant la durée et l'issue de la maladie dans ces six cas avec les nombreux cas d'angine couenneuse que j'ai observés depuis sept ans, je suis forcé de reconnaître qu'avec l'emploi du sirop de copahu, la durée de la maladie a été bien moindre qu'avec les traitements que j'employais jusqu'à présent, car généralement les fausses membranes duraient de douze à vingt-cinq jours ; qu'en outre, au point de vue de l'issue, je n'ai eu aucune mort à déplorer.

Je suis convaincu que cette nouvelle médication rendra de grands services dans le traitement de la diphthérie, car elle s'appuie sur une idée thérapeutique vraie : la modification de la sécrétion des muqueuses.

Tout à vous.

Dr GARREAU.

Lettre de M. le docteur CABANELLAS, ancien Président de la *Société Médicale* de l'arrondissement de l'Elysée.

Paris, 14 *février* 1866.

MONSIEUR ET TRÈS-HONORÉ CONFRÈRE,

Je vous suis très-reconnaissant de m'avoir envoyé votre mémoire sur un nouveau traitement de l'angine couenneuse. C'est une œuvre de bonne foi et d'intelligence. En présence d'une épidémie aussi meurtrière, vous n'avez pu être la dupe d'une illusion sur l'efficacité de votre traitement. J'ai donc le ferme espoir que les observateurs qui viendront après vous confirmeront une découverte qui sera un grand bienfait pour l'humanité.

Il y a longtemps que je ne compte plus *sur la cautérisation*, etc.

Votre tout dévoué confrère,

Dr G. CABANELLAS.

Lettre de M. le Docteur RAULIN, de Cossé-le-Vivien, (Mayenne).

Cossé-le-Vivien, 4 *mars* 1869.

MONSIEUR ET HONORÉ CONFRÈRE,

Vous désirez connaître le résultat de mes observations sur le traitement de l'angine couenneuse par les balsamiques. Je suis heureux de pouvoir répondre à votre invitation et de vous dire qu'en 1866, peu de temps après avoir reçu votre intéressant mémoire, j'administrai le copahu, avec le plus grand succès, dans *vingt cas* de diphthérie bien caractérisés, à la Chapelle-Craonnaise.

Je fus d'autant plus frappé de n'avoir aucune mort à déplorer, que trois enfants atteints d'affections speudo-membraneuses, et traités par d'autres médecins, venaient de succomber dans cette commune. Cependant, je dois vous faire observer que l'huile de croton, en frictions à la partie antérieure du cou, et la limonade au perchlorure de fer administrée alternativement avec le copahu, ne furent pas étrangers à ces guérisons extraordinaires......

.... Depuis 1866 jusqu'à ce jour, j'ai employé le même traitement dans quatre cas de *croup d'emblée* et dans quinze cas *d'angine couenneuse*, dans lesquels non-seulement les amygdales étaient tapissées de fausses membranes, mais encore le voile du palais et la région postérieure du pharynx.

Deux de ces malades, qui refusèrent de prendre le copahu, succombèrent : l'un d'eux était atteint de la diphthérie gangréneuse. Aurait-il guéri s'il avait été traité par le sirop de copahu et le cubèbe?.. Tout en admettant que les balsamiques aient la puissance de modifier la sécrétion des muqueuses, rien n'autorise à croire qu'ils puissent triompher de la gangrène qui survient dans la période adynamique de l'angine diphthérique.

Quoi qu'il en soit, je n'en reste pas moins convaincu que votre traitement de l'angine couenneuse et du croup, par les balsamiques, est appelé à rendre les plus grands services.

Veuillez, Monsieur, me croire votre bien dévoué confrère,

Dr RAULIN.

2e Lettre de M. le Docteur GARREAU, chirurgien en chef de l'Hôpital de Laval.

Laval, Août 1871.

MON CHER CONFRÈRE,

Il y a cinq ou six ans, je vous fis connaître le résultat de mes observations dans le traitement de l'angine couenneuse par le copahu. Depuis, de nombreuses observations sont venues se joindre aux premières, et je suis maintenant convaincu de l'efficacité réelle de ce traitement dans cette terrible maladie.

J'admets que la laryngite couenneuse, ou croup, est constamment précédée d'une amygdalite ou d'une pharyngite couenneuse ; mais que cette pharyngite passe souvent inaperçue, le médecin n'étant appelé qu'au moment des accidents de la laryngite ; et bien souvent alors les fausses membranes *ont disparu du pharynx.*

Comme l'angine couenneuse, dans presque tous les cas, chez l'enfant, ne tue que par sa propagation au larynx et au poumon, il est évident que la médication qui arrivera à la destruction des fausses membranes dans le pharynx, et empêchera la sécrétion de nouvelles fausses membranes, sera rationnelle et à coup sûr heureuse.

Les angines couenneuses qui se limitent au pharynx sont nombreuses, il est vrai ; mais il est impossible au médecin de le prévoir, et il doit agir comme si la maladie devait prendre de l'extension.

Hé bien ! de tous les traitements de la pharyngite couenneuse, celui par excellence est le traitement par le cubèbe.

Il y a quatre ans, j'eus en même temps à soigner trois enfants, l'un de trois ans, les deux autres de quatre ans, pris d'angine couenneuse. Les amygdales, la voûte du palais, une portion de pharynx, étaient couverts de fausses membranes. Dans la maison voisine mourraient du croup, et malgré la trachéotomie, deux enfants de quatre à six ans soignés par les vomitifs dès le début de l'angine. Deux des enfants que je soignais prirent du cubèbe et subirent quelques cautérisations. Ils guérirent au bout de dix jours sans propagation de fausses membranes au larynx. Le troisième ne prit que du cubèbe, eut deux accès de suffocation causés par la présence de fausses membranes autour de l'épiglotte et était guéri au douzième jour.

Vous vous rappelez, mon cher confrère, qu'un troisième enfant fut pris dans la maison où deux étaient déjà morts ; c'est vous qui l'avez soigné par le cubèbe, et il guérit.

Depuis ce temps, j'ai constamment employé le cubèbe dans toutes les pharyngites couenneuses qui se sont présentées à moi, et je n'ai pas encore un seul cas de mort ou de propagation des fausses membranes au larynx à constater.

Lorsque des malades se sont présentés à moi avec des accidents de laryngite ou de bronchite couenneuse, la médication par le cubèbe a toujours été inutile.

J'ai deux observations très-curieuses de l'influence du cubèbe sur la sécrétion des fausses membranes.

Il y a trois ans, un enfant de sept ans, M. X..., fut pris d'angine couenneuse. Les amygdales et la partie supérieure du pharynx étaient recouvertes de fausses membranes ; plusieurs ganglions du cou étaient engorgés. Après deux jours d'administration du cubèbe à haute dose, les

5

fausses membranes disparaissent. Les ganglions restent engorgés. Je suspends le cubèbe ; trente-six heures après, réapparition des fausses membranes. Je reprends la médication ; les fausses membranes disparaissent de nouveau au bout de vingt-quatre heures, et je ne cesse le cubèbe que deux jours après leur disparition.

Trois jours après la cessation du médicament, les ganglions restant toujours engorgés, une nouvelle poussée se fit du côté de la gorge. Le cubèbe en triompha facilement ; mais je le continuai jusqu'à ce que l'engorgement ganglionnaire eût disparu, c'est-à-dire pendant cinq à six jours, et les fausses membranes ne revinrent plus.

Il y a dix-huit mois, une enfant de quatre ans est prise d'amygdalite couenneuse, parfaitement caractérisée. De chaque amygdale, avec une pince, je détachais facilement une des plaques de fausse membrane. J'administre le cubèbe, et vingt-quatre heures après les fausses membranes avaient disparu. Je suspends la médication ; le lendemain les plaques membraneuses reviennent sur les amygdales. Nouvelle administration du cubèbe, nouvelle disparition des fausses membranes dans les vingt-quatre heures.

Par quatre fois différentes, j'ai ainsi repris et suspendu le cubèbe, et toujours le résultat a été le même. Inutile de dire qu'à la cinquième fois, je continuai pendant plusieurs jours la médication et que je ne vis plus rien.

Je crois qu'il est difficile de mieux prouver l'action réelle du cubèbe sur les sécrétions de la muqueuses pharyngienne.

Depuis cinq ans, j'ai certainement soigné, par le cubèbe, une centaine de pharyngites couenneuses, et j'ai constamment guéri mes malades. Si l'action du médicament n'était pas réelle, il serait impossible que sur un aussi grand nombre de cas, il n'y en eût pas eu quelques-uns qui se fussent terminés par la mort, ou du moins par la propagation des fausses membranes au larynx ou au poumon.

Je crois donc, et je viens affirmer d'après mon expérience, que toutes les fois que la diphthérie n'existera encore qu'au pharynx, le traitement par le cubèbe est vraiment spécifique. Il est de notre devoir, à nous, médecins, de soutenir et de répandre la belle découverte que vous avez faite.

Dr GARREAU.

Lettre de M. le Docteur NORMAND, de Laval, ex-médecin de 1re classe de la marine militaire.

Laval, le 1er Septembre 1871.

MONSIEUR ET HONORÉ CONFRÈRE,

Chose promise, chose due. Poursuivez, poursuivez votre idée : je me rends à l'expérience que je viens de faire, vous avez raison.

Mais, pour nos confrères qu'il faut convaincre, mettons un peu d'ordre dans ma lettre.

Lorsque j'arrivai à Laval, il y a 6 ans, j'appris par un de nos honorés confrères, M. le docteur Garreau, que vous expérimentiez les balsamiques contre la diphthérie.

A ce moment, la lutte était ardente ; je ne pus avoir assez confiance pour me mettre au nombre des expérimentateurs, d'ailleurs peu nombreux.

J'eus le plaisir d'entrer en relations avec vous, et jusqu'au dernier moment, je vous refusai de renoncer, en présence d'un inconnu, au traitement dit rationnel, à nos vieilles leçons de Trousseau et par suite de Bretonneau, son maître à lui.

La lettre de Trousseau, l'appui donné à votre traitement dans la dernière édition de sa *Clinique de l'Hôtel-Dieu*, me firent réfléchir pour la première fois.

Je me décidai à creuser à mon tour cette double idée.

1° Le croup n'est qu'un accident d'une maladie spéciale d'une entité morbide qui incombe à tous les âges; c'est seulement à une disposition physique du premier âge qu'il emprunte son immense danger.

2° L'affection, c'est la diphthérie : c'est donc contre cette entité morbide qu'il faut diriger le traitement. Le traitement local peut quelquefois donner le temps de recourir au traitement efficace; mais il n'est lui-même que le secours porté au symptôme grave et localisé.

La conviction scientifique se fit facilement chez-moi, partisan de la théorie des diathèses morbides.

Restait l'expérience au lit du malade ; et je vous l'ai répété toujours : vous n'aurez pas mon avis avant ce moment arrivé. Or je n'avais pas assisté, depuis nos longues conversations, à ce que j'exigeais : une épidémie diphthéritique.

Aujourd'hui je viens d'en voir une tellement nette dans son origine, dans sa marche, dans son extinction, que le moment était venu ou jamais d'entrer dans la voie de l'expérience que j'étais résolu de tenter. Je l'ai fait, et je vais vous dire ce que j'ai obtenu.

Posons d'abord nettement la question au point de vue de l'épidémie.

Une pension de Laval, *S.-M.*, licenciée pendant la guerre, avait eu dans son ambulance un décès d'angine couenneuse. La pension, rouverte en février, je crois, vit dans un laps de temps très-court, (3 jours) :

« Mlle G.... (angine couenneuse). mourir, et les deux demoiselles « D... être atteintes d'angine couenneuse très-grave. »

Je suis le médecin de cette dernière famille; ces enfants avaient dix et onze ans.

De suite, je vis toutes les mères ayant des enfants dans cette pension, et dont j'étais le médecin, et je fis retirer leurs enfants de *S.-M.*, jusqu'à nouvel ordre.

Ce fut la première cloche d'alarme. Hélas ! pourquoi ne l'a-t-on pas écouté sonner. Allez à la mairie, bureau des décès, voir à combien de pauvres enfants le maintien de cette pension a coûté la vie !

Je tins bon : je vis notre honoré confrère, M. le docteur Crié, médecin des épidémies. Les faits commençaient d'ailleurs à parler trop haut pour qu'une mesure ne fut pas prise par notre confrère, si dévoué à la carrière médicale. La pension fut changée de maison et transportée de la place du Palais sur la place Hardy.

Le croup s'arrêta momentanément. Aucun enfant de la pension ne vint pendant quelque temps grossir la liste de mes bulletins de décès. En revanche, une famille dont j'étais le médecin, vit trois de ses enfants atteints sur la place Hardy. Je soignai la première, l'aînée; elle fut sauvée. Les deux autres, qui furent soignées par deux médecins différents, sont mortes.

Bientôt la diphthérie reparut dans ce groupe de jeunes filles qui en avaient apporté le germe de la place du Palais. Et enfin, un jour où deux enfants de 7 à 11 ans mourraient en 24 heures, M. le docteur Crié convint qu'il fallait exiger le licenciement des élèves, coûte que coûte. Cela fut obtenu par lui.

Pas une enfant de la pension n'est morte après le licenciement. Pas une enfant n'est morte dans aucune autre des 6 ou 7 pensions de la ville, ni avant, ni pendant, ni après cette épidémie si nettement localisée.

Voilà, certes, des faits tellement précis qu'ils emportent la conviction avec eux, en dehors de toute discussion.

Nous avions donc là bien et dûment affaire à une épidémie de diphthérie. Grave ou non au début, toute atteinte entraînait derrière elle l'entité morbide en puissance. Cela me paraît incontestable.

Cependant d'autres enfants ont été pris d'angine couenneuse et sont morts dans ces derniers temps. Mais il m'a été facile, au début, de suivre leurs relations avec des enfants de *S.-M.*, soit comme voisinage, soit comme habitation commune. Grave question à élucider.

Revenons au traitement.

Les deux demoiselles D..... avaient une angine couenneuse grave, vous ai-je dit. Les fausses membranes, chaque trois heures, présentaient une large surface. Détachées, elles se reproduisaient très-vite. La respiration s'embarrassa. Tous les symptômes du croup apparurent formidables. Le traitement employé fut le vôtre. Le *poivre de cubèbe pulvérisé fraîchement* fut porté à 28 grammes dans du sirop de Tolu. Quelques insufflations de tannin furent faites pour provoquer le vomissement et détacher ces fausses membranes épaisses, qui d'ailleurs se reproduisaient avec rapidité.

L'une de ces malheureuses enfants se montra récalcitrante à tout traitement, et ne céda même à aucune menace. Je la fis attacher ; mais ni parents, ni médecin ne purent rien obtenir d'elle dans les deux derniers jours; elle est morte. Sa sœur, plus gravement atteinte au début, consentit sans peine à prendre la potion ; elle guérit. Il y a eu depuis paralysie incomplète du voile du palais, voix nasonnée, à peine perceptible. Etat grave comme constitution générale, mais la guérison est complète aujourd'hui.

J'ai eu cinq enfants aussi gravement atteints. Par cas grave, voici, du reste, ce que j'entends. Lorsque je fus appelé pour la première fois, des fausses membranes couvraient au moins une amygdale entière, le pilier postérieur et une portion de la partie postérieure du pharynx. Ils ont guérit par votre traitement.

Disons de suite que j'attache une grande importance à l'alimentation.

En dehors de ces cas les plus graves, j'ai eu dix enfants présentant seulement des fausses membranes isolées, se reproduisant pendant longtemps, de huit à douze jours et plus. Chez quelques-unes, les fausses membranes ont augmenté des trois aux cinq premiers jours ; chez toutes, elles ont commencé à se montrer moins épaisses, moins tenaces, à partir du cinquième au sixième jour. Chez toutes, la guérison a été absolue. Toutes ont supporté, sans aucune difficulté, des doses élevées de cubèbe ; et toutes appartenaient à cette pension de *S.-M.*, ou avaient une sœur à cette pension.

Aujourd'hui, ma conviction est faite, et la science vous doit une idée féconde qui est appelée à des résultats sérieux, dans une affection qui faisait le désespoir de la médecine.

Le traitement est facile à appliquer, même en l'absence du médecin. Prise au début, cette épouvantable maladie, la diphthérie, peut être carrément enrayée dans sa marche.

Tout est dans ce fait maintenant : Prévenir les parents qu'aucune temporisation n'est sans danger, et vulgariser parmi les mères de famille votre traitement, innocent d'ailleurs, en cas d'erreur des parents, alors que le médecin se fait attendre.

Voilà, mon cher confrère, ce que je considère comme un devoir de vous dire. Usez de cette lettre, selon que vous le jugerez convenable. Je tiens à votre disposition le nom des enfants que j'ai soignés, et toute visite aux mères de ces enfants vous est offerte ; elle vous donnerait, certes, devant moi, cette grande récompense du médecin : la satisfaction du devoir accompli.

Persévérez.

Votre tout dévoué confrère,

Dr NORMAND.

Ex-médecin de 1re classe de la marine militaire.

Lettre de M. le docteur COURCELLE, médecin des épidémies, membre du Conseil supérieur d'hygiène, à Laval.

Laval, 23 *septembre* 1871.

MON CHER CONFRÈRE,

J'avais déjà eu, il y a deux ans, l'occasion de vous écrire quelques lignes pour vous parler des bons résultats obtenus à l'aide de votre traitement par les balsamiques dans l'angine couenneuse. Je suis heureux de pouvoir les confirmer aujourd'hui par de nouvelles expériences, dont quelques-unes me semblent tout à fait concluantes.

Nous avons eu dernièrement, vous le savez, une épidémie d'angine diphthérique, et il me serait impossible de vous donner ici toutes les observations détaillées ; je veux vous en citer deux seulement, qui n'ont, je crois, pas besoin de commentaires.

1° Au mois de mai dernier, j'eus à soigner une fillette de neuf ans, atteinte d'angine couenneuse, avec fausses membranes épaisses et très-étendues. J'employai naturellement le cubèbe (à la dose de 15 grammes par jour) sans autre adjuvant, tels que vomitifs, insufflations de tannin, cautérisations, etc. Ma petite malade guérit en quelques jours, ainsi que vous devez bien le penser. Dans la maison voisine, une autre fillette était prise en même temps et de la même affection, et soignée par un de nos confrères, partisan des anciennes méthodes. Le mal allait crescendo, quand les parents, d'autant plus inquiets qu'ils venaient de perdre de la même maladie une autre enfant un mois auparavant, prièrent notre confrère d'employer le même mode de traitement que moi. Le médecin voyant, dit-il, *tout espoir perdu*, annonça que l'enfant n'avait plus à compter sur une guérison ; que d'ailleurs il ne voyait aucun inconvénient à administrer le cubèbe, et, finalement, soumit l'enfant à votre système de traitement. Quel ne fut pas son étonnement quand, le lendemain, il constata un mieux sensible, et quand, au bout de trente-six heures, il put détacher avec une pince les fausses membranes avec la plus grande facilité. L'enfant était guérie quelques jours après.

2° L'autre observation est tout aussi concluante. Je vous la résume en quelques mots. Deux enfants (deux frères) furent soignés par moi,— et immédiatement l'un après l'autre,— au mois de juin dernier. Le premier prit le cubèbe et guérit en quelques jours ; le second s'y refusa absolument, et, ni de gré, ni de force, les parents ne purent lui en faire prendre un atôme. Le troisième jour, l'enfant mourait.

Ce qui fait surtout la valeur de ces observations, c'est que je puis affirmer que *je n'ai jamais vu de malade mourir quand l'affection a été attaquée dès le début par le cubèbe.* C'est aussi ce que me disait, il y a deux mois, M. le docteur Garreau, qui n'emploie plus aujourd'hui d'autre traitement.

Pour mon compte, voici ma formule : cubèbe *à aussi haute dose que possible* ; — forte nourriture, viande et vin ; — quinquina, surtout dans les cas d'affaiblissement considérable.

Aussi, mon cher confrère, je ne saurais assez insister près de vous pour que vous donniez la plus grande publicité à votre méthode de traitement. Il faut, à tout prix, que la lumière vienne éblouir quand même ceux qui ne veulent pas voir. Il faut vaincre, par tous les moyens, cet entêtement des amis des vieilles méthodes empiriques et barbares qui n'ont jamais donné un seul succès ; tous gens qui ne veulent pas s'incliner devant une méthode rationnelle fournissant des résultats si clairs et si frappants.

Agréez, mon cher confrère, l'assurance de mes sentiments de haute estime et de profond respect.

Dr COURCELLE.

Lettre de M. le docteur BERTRON, de Vaiges (Mayenne.)

Vaiges, 18 octobre 1874.

MON CHER CONFRÈRE,

Depuis tantôt quatre ans, j'emploie votre méthode dans le traitement des angines en général, et surtout de l'angine pseudo-membraneuse.

Dans les premiers temps, j'ai employé, avec le poivre cubèbe, les gargarismes et la cautérisation. J'ai renoncé à ces derniers moyens, comme superflus, et je prescris uniquement aujourd'hui la potion au poivre cubèbe à haute dose, répétée tous les jours.

Les résultats de ce traitement, pour tout observateur impartial, sont frappants et ne laissent pas de doute sur son efficacité. Il est bien entendu, toutefois, que le traitement doit être employé au début de l'angine pseudo-membraneuse, c'est-à-dire lorsque les fausses membranes tapissant les tonsilles ou le pharynx, ne se sont pas encore étendues au larynx et à la trachée.

Dans le premier cas (amygdalite ou pharyngite pseudo-membraneuse), la guérison par le traitement au cubèbe est pour moi la règle. Dans le second, *quoique j'aie vu la guérison après des accès de suffocations répétés*, je n'oserais me prononcer aussi affirmativement.

Ces opinions sont le résultat de nombreuses observations faites dans ma pratique depuis les dernières épidémies qui ont désolé notre pays.

Au reste, le traitement par le cubèbe ou le copahu réussit toujours dans les formes bénignes d'angine et les fait disparaître avec une extrême rapidité ; par exemple, ces amygdalites à répétition qui incommodent périodiquement les mêmes individus.

Je serai heureux, Monsieur et cher confrère, si ce simple témoignage de ce que je crois la vérité peut contribuer à répandre l'usage de ce puissant moyen de traitement d'une effroyable affection.

Agréez, cher confrère, l'assurance de mes sentiments d'amicale confraternité.

Dr A. BERTRON.

Deuxième lettre de M. le docteur COURCELLE.

Laval, le 15 *novembre* 1872.

MONSIEUR ET CHER CONFRÈRE,

J'ai encore deux jolies observations à vous adresser : l'une du croup confirmé, l'autre d'angine couenneuse grave, — deux cas traités et guéris, tous les deux, par le cubèbe.

PREMIÈRE OBSERVATION. — Le 30 janvier dernier, je fus appelé à Bonchamp, près d'un homme de 20 ans, de forte constitution, le sieur Moullière, qui se plaignait depuis quatre ou cinq jours, d'un *violent mal de gorge*. Fièvre intense : 130 p. ; aphonie à peu près complète.

En examinant la gorge, j'aperçois d'immenses plaques de fausses membranes tapissant une moitié du palais, tout le voile du palais, les amygdales et la paroi postérieure du pharynx. J'essayai, *mais en vain*, de détacher avec une pince ces fausses membranes, et je prescrivis la potion suivante à prendre et à renouveler dans les 24 heures :

P. fraîche de cubèbe..............		20 grammes.
Eau	a a	90 —
Sirop de Tolu.............		

Le malade ne pouvant prendre d'aliments solides : bouillon et vin.

Le lendemain, 31 janvier, même état local ; mais toux et crachements continuels.

Le 1er février, même état ; les fausses membranes commencent à se détacher assez facilement sous la pince. La fièvre a diminué (100 p.). Même traitement.

Le 2, — j'enlève une quantité énorme de fausses membranes. Même potion.

Le 3. — Depuis 24 heures, le malade a craché environ 2 litres d'un liquide clair dans lequel nagent une assez grande quantité de flocons épais et blanchâtres. J'enlève encore un grand nombre de ces produits pseudo-membraneux avec une pince. Ces productions semblent renaître avec une grande rapidité. — Je porte à 30 grammes la dose du cubèbe.

Le 4. — Même état local, la fièvre a encore diminué (80 p). — Expectoration toujours aussi abondante. *Ad usum.*

Le 5. — Pas de fièvre, fausses membranes moins épaisses et moins étendues, et ne recouvrant plus que les amygdales, la luette et la paroi postérieure du pharynx. *Elles s'arrachent d'ailleurs avec une très-grande facilité.* Il semble que l'expectoration diminue.

Le 6. — L'amélioration continue. Le malade a pu prendre un peu de vermicelle et un œuf à la coque sans pain.

Le 7. — Il n'y a plus de fausses membranes que sur les amygdales ; en voulant les enlever, je découvre des ulcérations profondes, de vraies cavernes que je fais badigeonner 8 ou 10 fois par jour avec une solution concentrée de chlorate de potasse, comme détersif. — Cubèbe 20 gr.

Le 8. — Encore quelques traces de productions pseudo-membraneuses. Les ulcérations ont une belle teinte rose. L'expectoration a considérablement diminué. La voix semble revenir. Même traitement.

Le 10. — Il n'y a plus aucune trace de fausses membranes ; les ulcérations ont un bon aspect. Le malade a faim, mais la déglutition est difficile. Même traitement jusqu'à ma prochaine visite, qui ne sera que le 19.

Le 19. — Les fausses membranes n'ont pas reparu. Les ulcérations des amygdales sont cicatrisées. Mais il existe toujours une grande difficulté pour avaler les aliments liquides ou solides, ce qui effraie beaucoup le malade. Je le rassure en lui promettant que cette grande gêne de déglutition disparaîtra. La voix a presque complètement reparu.

Moullière a voulu se lever, mais il éprouve une grande faiblesse, dit-il, dans les jambes. Je le console encore en lui disant que ces conséquences de la maladie disparaîtront certainement en deux ou trois mois au plus.

Le 22 avril, je suis de nouveau demandé près de cet homme. Un fermier, son parent, l'a recueilli chez lui pour le soigner. Moullière n'a plus aucune gêne dans la déglutition; mais non seulement il ne peut marcher, il lui est même à peine possible de se tenir debout en s'appuyant des deux mains sur un bâton. Quant à la voix, elle est claire et pure comme avant sa maladie. Je prescris des pilules de un demi-centigramme de strychnine, une matin et soir, et, le 28 mai, le malade se promène sans bâton dans le jardin, quoiqu'en chancelant encore un peu.

Le 30 juin, Moullière vient me voir et me remercier, puis retourne chez son parent, à pied et sans bâton. Il a fait une promenade de vingt kilomètres.

Deuxième observation. — Le 30 septembre dernier, on amena à notre confrère et ami, le docteur Garreau, la petite X..., des environs de Laval, âgée de deux ans, que celui-ci, forcé de s'absenter pour quelques jours, m'adressa aussitôt.

Cette enfant, dont tout le pharynx, les amygdales et le voile du palais étaient tapissés de fausses membranes épaisses, était au douzième jour de la maladie, et avait été traitée par des attouchements sur les parties malades avec une solution d'acide phénique. Condamnée et abandonnée la veille par un médecin dont vous me permettrez de taire le nom, cette pauvre fillette avait été amenée par ses parents épouvantés qui tenaient à la faire examiner par M. le docteur Garreau.

Je constate une fièvre intense, une difficulté énorme de déglutition et une aphonie complète, mais pas de suffocation. Je prescris aussitôt la poudre fraîche de cubèbe, à la dose de 24 *grammes* pour deux jours, parceque l'enfant n'étant pas à proximité du pharmacien, on ne pouvait faire renouveler chaque jour le médicament. Mais les parents, effrayés, firent prendre cette dose dans les 24 *heures*, et je trouvai, le lendemain 1er octobre, en allant voir ma malade, une amélioration sensible. J'engageai à continuer la potion au cubèbe, mais à dose moitié moindre, et à nourrir le plus possible cette enfant.

Le 2 octobre, les plaques qui tapissaient le voile du palais et le fond du pharynx ont disparu. Les amygdales seules en sont encore couvertes. Pas de fièvre.

Le 3, les amygdales sont en parties nettoyées, mais l'aphonie persiste.

Le 4, il ne reste plus aucune trace de fausses membranes sur les amygdales, ni ailleurs. La voix semble revenir.

Le 7, l'enfant est gaie et mange bien, avale sans la moindre gêne. La voix est presque complétement reparue.

Le 13, la voix est claire, et personne ne peut se douter qu'il y a quinze jours, cette enfant a été condamnée et abandonnée par son médecin.

Maintenant, *quid plura dicam !* N'est-ce pas le moment de vous dire; une fois de plus, messieurs les cubébiphobes (passez-moi le mot) : « Vous avez des yeux et vous ne voulez pas voir ? » *Non, nous n'en perdons pas un seul de ces pauvres malheureux atteints d'angine couenneuse !* Ne niez pas : les faits sont là, patents !

Et vous, confrère que je n'ai pas voulu nommer, vous m'avez vu soigner Moullière ; vous aviez à cette époque un cas d'angine couenneuse dans une maison voisine, et pendant que mon cubèbe guérissait, votre acide phénique, qui avait failli livrer à la mort la jeune X..., laissait mourir la jeune Y..., âgée de six ans. !

Quand donc la lumière se fera-t-elle ? Quand donc les progrès de la science déracineront-ils la vieille et stupide routine qui nous étouffe ? Quand donc les procédés rationnels remplaceront-ils les procédés de barbarie, — la cautérisation ?

Ces faits, mon cher monsieur Trideau, ainsi que ceux que j'ai eu l'honneur de vous communiquer l'an dernier, parlent pourtant assez haut par eux-mêmes ! C'est pourquoi je vous autorise à faire de ces observations tel usage que bon vous semblera.

Veuillez agréer, mon cher confrère, l'assurance de mes meilleurs sentiments.

Dr COURCELLE.

P. S. — Avez-vous remarqué que, dans l'affection qui nous occupe, le cubèbe, même à de très-hautes doses, ne produit jamais de diarrhée ? C'est une chose assez curieuse, ce me semble, pour attirer l'attention.

Observation de M. le Docteur LARUE, de Laval.

Comme je soignais M. B..., pris d'une affection cérébrale, on me présenta un matin, (le 19 octobre 1872), son petit garçon âgé de 7 ans, qui se plaignait d'avoir mal à la gorge. Angine simple, amygdales rouges et tuméfiées, pas d'aphonie. — Purgatif et gargarisme. — Le lendemain, même état du petit garçon. Sa sœur, âgée de 4 ans, manque d'appétit, mais n'a pas de fièvre, ni aucun signe de mal de gorge. Elle est debout toute la journée et semble seulement un peu triste. Les enfants sont séparés sévèrement l'un de l'autre.

Le jour suivant, 21 octobre, on vient me chercher en toute hâte pour la petite fille *qui était bien plus malade que le petit garçon.* En effet, je trouve cette enfant avec une toux rauque, de la dyspnée, la voix non éteinte, mais diminuée; enfin l'arrière-gorge et les amygdales couvertes de fausses membranes très-blanches. — Vomitifs, insufflations d'alun. — Le soir, les deux poumons faisaient entendre des râles humides si nombreux qu'ils approchaient du gargouillement. On ne put faire prendre à l'enfant qu'une portion insignifiante du sirop de cubèbe que j'avais prescrit. Elle succomba à 11 heures du soir, 18 heures seulement après l'explosion du mal.

Le petit garçon, transporté dans une maison voisine, fut aussi le lendemain pris d'angine couenneuse : les fausses membranes apparurent tout-à-coup. Il prit, pendant 3 jours, une potion avec 20 grammes de cubèbe par jour. Dans l'idée que le cubèbe, qui a qualité pour tarir la source des nouvelles fausses membranes, ne l'a pas pour détacher celles qui sont déjà formées, j'adjoignis un gargarisme astringent souvent répété. L'exsudation pseudo-membraneuse, malgré son épaisseur et son étendue, diminua et disparut après 3 jours.

C'était si bien contre une diphthérie confirmée que nous avions lutté à l'aide du cubèbe, que, deux semaines après, il survint de la paralysie du voile du palais, avec trouble de la vue, etc. L'enfant est parfaitement guéri.

Ainsi le petit garçon fut pris le premier, eut, pendant 3 jours, une angine sans fausses membranes, fut traité par le cubèbe et guérit. La petite fille fut prise deux jours après son frère, n'eut que dix-huit heures de maladie et succomba. Tous deux étaient également bien portants, bien constitués, habitaient la même maison et se trouvèrent malades à la même époque. Il n'est pas douteux pour moi que le petit garçon ne doive à l'emploi du cubèbe d'avoir échappé à la maladie qui a emporté sa sœur.

L'usage du cubèbe, dans le traitement de l'angine couenneuse, a sur tous les autres moyens l'avantage d'être rationnel (comme anti-catarrhal), d'être absolument inoffensif, d'être d'une administration facile; je ne connais pas de remède plus recommandable. Son efficacité contre la diphthérie me semble prouvée: je serai heureux de contribuer à la démontrer.

Dr E. LARUE (de Laval).

Après avoir essayé de diverses manières d'administrer aisément le cubèbe, j'ai eu recours, comme excipient de cette poudre, à la glycérine et à la gomme adragante, qui l'enrobent et la tiennent très-bien en suspension, de façon à ce qu'elle ne se dépose pas sur le plancher buccal en le traversant.

Je propose donc, comme moyen d'administration facile, la potion suivante, dont j'ai reconnu l'avantage. La glycérine et le miel ont, en outre, la propriété de fixer les résines.

Poudre fraîche de cubèbe	15 grammes.
Glycérine neutre	70 —
Essence de menthe	8 gouttes.
Miel blanc	30 grammes.
Gomme adragante	1 —
Hydrolat de menthe poivrée	100 —

M. avec soin dans un mortier. — A prendre par cuillerées en 24 heures. — Laver la bouche avec une gorgée d'eau fraîche, après chaque ingestion du médicament.

Dr E. LARUE (de Laval).

Lettre de M. le Dr LELIÈVRE, de Mayenne.

Mayenne, 17 *juillet* 1873.

Mon cher Confrère,

Vous voulez savoir quel résultat m'a donné la médication balsamique que vous avez instituée pour combattre les affections diphthéritiques : vous me prenez à l'improviste. Ne me demandez donc point d'observations régulières et vraiment scientifiques ; je ne puis vous donner qu'un résumé de mes souvenirs, résumé consciencieux et véridique.

Depuis une dizaine d'années, j'ai employé dans le traitement de la diphthérie le sirop de copahu et le cubèbe que vous aviez préconisés, concurremment, il est vrai, avec la cautérisation par le perchlorure de fer et le nitrate d'argent. J'ai la certitude d'avoir obtenu par cette médication complexe des guérisons que la cautérisation seule aurait été impuissante à opérer. Plusieurs fois, d'ailleurs, j'avais été arrêté par la répulsion inspirée aux malades par le goût détestable du copahu.

En employant *uniquement* le cubèbe, à haute dose, dans une épidémie récente concentrée dans une maison où se trouvaient trente-cinq personnes, dont douze enfants, je n'ai eu à déplorer qu'une seule terminaison funeste, (une petite fille de cinq ans qui a refusé tout traitement au troisième jour d'une angine couenneuse du plus mauvais caractère). Douze autres personnes ont été plus ou moins atteintes par l'épidémie, et, après un ou deux attouchements au perchlorure de fer ou au crayon, ont guéri sans prendre aucun autre médicament que le cubèbe à haute dose.

En résumé, mon cher confrère, je suis parfaitement convaincu de l'efficacité du traitement que vous avez découvert et préconisé, et je me propose de l'employer toutes les fois que je me trouverai en présence de la triste maladie qui nous trouvait désarmés.

Recevez, mon cher confrère, l'assurance de ma respectueuse considération.

Dr LELIÈVRE (de Mayenne).

Lettre de M. le Dr C. LELIÈVRE, du Mesle-sur-Sarthe (Orne).

Au commencement de juillet 1873, je fus appelé chez L....., à Saint-Julien-sur-Sarthe, pour sa fille aînée, âgée de neuf ans, qui était prise d'angine. Déjà on l'avait fait vomir au moyen de l'ipéca, à deux fois différentes, dans l'espace de deux jours. Ces vomissements n'avaient pas produit d'amélioration. Je constatai des fausses membranes sur le pharynx et les amygdales. J'avais reçu quelques jours auparavant un numéro du *Journal médical de la Mayenne*, où était indiqué le traitement de l'angine couenneuse par le cubèbe. J'ordonnai donc une potion de 12 grammes de cubèbe et, pour véhicule, 150 grammes de sirop d'orgeat, à prendre dans les 24 heures. La potion fut prise et l'amélioration se fit rapidement sentir ; le lendemain, on vint me donner des nouvelles excellentes de la jeune malade.

Je fus obligé de m'absenter les jours suivants, et à mon retour au Mesle-sur-Sarthe, on me dit que l'enfant L... était morte. Très-surpris de cette nouvelle, j'allai chez L... ; il me raconta que l'enfant que j'avais soignée était parfaitement guérie, mais que sa sœur, âgée de 8 ans, avait été prise du même mal pendant mon absence, avait été soignée par un médecin qui *l'avait cautérisée 15 fois*, et finalement avait succombé.

Huit jours après, on m'appela dans le même bourg pour une enfant de neuf mois atteinte d'angine couenneuse. L'amygdale droite était couverte de membranes diphthéritiques. Je fis donner à cette enfant 8 grammes de cubèbe dans 150 grammes d'eau et sirop. Elle ne fit aucune difficulté pour prendre cette potion qu'on lui donnait par cuillerées à café toutes les demi-heures. Elle fut guérie rapidement.

Dr C. LELIÈVRE,
du Mesle-sur-Sarthe. (Orne).

Observations de M. le Docteur GODIVIER, de Bouère, (Mayenne).

Bouère, le 14 *août* 1874.

TRÈS HONORÉ CONFRÈRE,

Je vous envoie, pour que vous en fassiez l'usage qu'il vous plaira, les observations de cas de diphthérie que j'ai recueillies aux mois de février et mars derniers, et qui constituent une petite épidémie locale.

Observation 1. — GOUAULT fils, de la ferme du Grand-Douet, de Bouère.

17 février. — 19 ans; — bonne santé habituelle, jamais d'excès de boissons. — Affaiblissement général depuis quinze jours; courbature, langue saburrale; pouls petit, 90 pulsations; voix nasillarde; amygdales d'un rouge violacé; points blanchâtres.

Ipéca, gargarisme émollient, café, eau-de-vie, bouillon.

19 février. — Abattement général; pseudo-membranes très étendues; engorgement énorme des ganglions; pouls petit. — Diagnostic: diphthérie.

Cautérisation énergique avec le nitrate d'argent, pommade mercurielle; vin, café à discrétion avec un peu d'eau-de-vie.

20 février. — Même état. — Ipéca, 2 cautérisations.

21 février. — Tout le pharynx, le voile du palais, les parois de la bouche sont couverts de fausses membranes. — 20 grammes de cubèbe dans potion gommeuse avalés difficilement par suite de

l'obstruction du pharynx par les fausses membranes et de la paralysie du voile du palais.

22 février. — Même traitement. Arrêt de développement des fausses membranes. Il ne s'en est pas reproduit de nouvelles à la place de celles que j'avais détachées la veille. La muqueuse buccale est moins violacée.

23. — Mieux très-sensible des accidents locaux; paralysie de plus en plus marquée du voile du palais, sans empêcher complètement la déglutition, mais la rendant excessivement difficile.

Cessation du cubèbe. — Bouillon, bordeaux, café à discrétion.

24. — Les fausses membranes repullulent. — Cubèbe 20 grammes.

25 et 27. — Guérison rapide des accidents locaux; paralysie de plus en plus marquée du voile du palais.

28. — Nouvelle poussée discrète de pseudo-membranes. — Cubèbe, 20 grammes.

Mars. — Guérison définitive des accidents locaux, mais paralysie complète du voile du palais et de l'arrière-gorge pendant près de deux mois; pas de mouvement de déglutition. — Le malade ne peut se nourrir que d'aliments liquides avalés dans la position verticale. — Quintes de toux répétées pendant ses repas. — Gouault est abattu; il est triste et découragé. — Vers le milieu de mars, premiers symptômes de paralysie de tout le corps. — Le malade, qui avait marché, ne peut plus le faire. — Ces symptômes vont en augmentant pendant deux mois, pour aller en décroissant lentement.

Aujourd'hui, six mois après les premiers symptômes, la voix a retrouvé à peu près son timbre primitif. Gouault a repris sa gaité et son travail, mais est anémique et continue encore son traitement reconstituant.

Observation 2. — Pichot, des Petits-Champs, de Bouère, petit garçon de 8 ans, d'une constitution faible.

21 février. — Symptômes généraux, les mêmes que ceux décrits dans la première observation, mais moins violents. — Symptômes locaux du croup.

Ipéca, cautérisation. — J'ordonne 15 grammes de cubèbe pour le lendemain.

23. — 2 visites. — 2 potions de 10 grammes de cubèbe ; malade excessivement rebelle.

24. — Cubèbe. — Les accidents locaux marchent très-vite vers la guérison. Je ne revois le malade que plus tard, alors qu'il est pris de paralysie et d'affaiblissement général, semblables aux symptômes décrits dans l'observation précédente, mais qui furent guéris au bout de trois mois.

Observation 3. — Marçais, fille, 12 ans, aux Agets de Saint-Brice.

28 février. — Angine diphthéritique avec les accidents généraux de la diphthérie.

Cautérisation, vin, café à discrétion.

1er Mars. — Cubèbe 15 grammes.

2 — Cubèbe 10 grammes.

4 — Gargarisme astringent.

6 — Gargarisme

Guérison des accidents locaux ; convalescence de deux mois.

Observation 4. — Madame R.. , des Agets de Saint-Brice, 40 ans.

3 mars. — Angine diphthéritique. — Cautérisation ; Cubèbe dès le début.

4 mars. — Cubèbe et gargarisme.

6 — idem idem

Convalescence de deux mois.

Observation 5. — Identique à l'observation 3, chez un enfant de dix ans, de la commune de Bouère, voisin de l'enfant Pichot.

En remarque générale, j'ai été frappé de ce que la reproduction des membranes alternait avec la suspension répétée du cubèbe. —

Le premier cas observé a été de tous le plus grave. Le succès obtenu dans ce cas, par l'administration du poivre à queue, m'a engagé à l'administrer dès le début du traitement chez les autres malades, et je m'en suis bien trouvé. Le caractère de cette petite épidémie a été la paralysie diphthéritique, que je n'avais observée qu'une seule fois, en 1870, et elle fut mortelle, après six mois, dans une épidémie de croup où je fus bien moins heureux que dans celle-ci ; ce qui me fait d'autant plus regretter de ne pas avoir connu votre traitement à cette époque.

Recevez, mon très-honoré confrère, l'expression de ma respectueuse considération.

Dr GODIVIER.

Observations de M. le Docteur LOUVEL, de Flers (Orne).

Flers, le 17 août 1871.

MONSIEUR ET HONORÉ CONFRÈRE

Depuis un an, je n'ai eu à traiter que quatre cas « isolés » d'angines réellement sérieuses.

J'ai employé, presque seule, votre méthode de traitement par la poudre fraîche de cubèbe, et je n'ai eu qu'à m'en féliciter.

Je n'entrerai pas dans les détails, d'ailleurs inutiles pour vous, d'une relation médicale complète ; je viens simplement confirmer, par mes observations, l'efficacité du traitement que vous conseillez pour combattre une maladie qui fait tant de victimes dans les temps d'épidémies.

Le premier cas que j'ai rencontré a été chez un nommé Larmée, membre de la Société de secours mutuels de Flers. C'était le six décembre dernier.

Symptômes généraux. — Mouvements fébriles, douleurs de tête, pouls petit et fréquent, prostration des forces poussée à un tel degré que le malade répétait à chaque instant qu'il se sentait mourir de faiblesse.

Symptômes locaux. — Gonflement des amygdales, de la luette, des piliers du voile du palais et de la partie postérieure de la voûte palatine, avec engorgement des ganglions cervicaux et sous-maxillaires.

Prescription. — Votre potion ; friction avec la pommade napolitaine belladonée pour combattre le symptôme de l'engorgement ganglionnaire; boisson à la limonade vineuse au quina.

Dès le lendemain, l'amélioration est sensible. Je continue jusqu'au onze décembre, époque à laquelle j'ai cessé de voir le malade qui entrait en pleine convalescence.

Pour le second cas, je fus appelé à donner des soins à un enfant de deux ans, le petit Madeleine, de la rue de Domfront, qui était atteint d'une angine pultacée avec engorgement des ganglions correspondants.

Je fis administrer votre potion; je conseillai aussi les frictions napolitaines à la belladone et des boissons gommeuses.

L'enfant prit facilement la potion, et après trois jours il ne restait plus qu'une amygdalite ordinaire.

Dans le troisième cas, il s'agit d'un enfant de quelques mois, le petit D...., de la rue d'Argentan.

Ce petit malade fut pris, dans la nuit du 5 mars dernier, d'une toux croupale avec si grande gêne de la respiration, que les parents crurent prudent d'appeler le médecin et une sage-femme pour exécuter les prescriptions. Ce fut mon confrère et ami, le docteur Yver, qui lui donna les premiers soins. Il le fit vomir et conseilla les boissons appropriées. Le lendemain, comme l'enfant allait plus mal et que M. Yver était absent, on vint me chercher. Ignorant que mon confrère eût fait une visite au petit malade je me rendis sur le champ à l'invitation qui m'était faite.

Après examen, je constatai qu'en effet le petit malade avait plusieurs des symptômes de la cruelle maladie que mon confrère avait soupçonnée: toux croupale, fièvre, agitation et râle bruyant des bronches. Il existait sur les amygdales une exsudation plastique déjà bien prononcée.

Mêmes prescriptions que pour le petit Madeleine, et après quatre jours l'enfant était hors de danger.

Je dois vous dire que deux jours après ma première visite, j'appris par mon confrère que les parents avaient conduit l'enfant chez une bonne sœur d'Echalou, commune voisine de Flers, pour le faire traiter par elle à mon insu. Vous douteriez-vous, mon cher confrère, que cette médicastre trouve une foule de gens intelligents qui croient à la supériorité de son traitement, consistant en quelques cautérisations mal appliquées.....

J'arrive enfin au dernier cas, qui est le plus concluant.

Le 10 mars dernier, vers les dix heures du soir, M. Bunot, du Haut-Bisson, en Landisacq, vint me prier d'aller voir sa petite nièce, âgée de douze ans, mademoiselle Hodienne, qui, disait-il, allait mourir d'un mal de gorge dont elle était tourmentée depuis quelques jours. D'après le reproche que je fis à Bunot de la négligence des parents, il m'avoua que la jeune fille avait été traitée par une bonne sœur qui conseillait elle-même d'avoir recours à un médecin, car le cas était extrêmement pressant. Je priai Bunot de s'adresser à un de mes confrères. Il s'y refusa, et sur ses instances, je consentis, à contre-cœur, à faire une visite à la jeune malade.

Arrivé près d'elle, je constatai la série des effrayants symptômes que je vais vous retracer à grands traits. La tête était rejetée en arrière, la face était gonflée, les lèvres étaient bleuâtres et les forces languissantes. J'examinai la gorge, et je reconnus que les amygdales et la luette gonflées ainsi que toutes les parties voisines, étaient tapissées de fausses membranes. Les glandes correspondantes étaient aussi tout engorgées. Je touchai le pouls que je trouvai misérable, sous une peau imprégnée d'une sueur poisseuse. En présence de symptômes aussi alarmants, je me disposais à me retirer sans rien faire, afin d'échapper à toute responsabilité aux yeux des parents qui n'ont que cette fille.

Après avoir fait valoir mes raisons et exprimé toutes mes craintes, je leur dis que j'avais encore un moyen à essayer, mais que je pensais qu'il était trop tard. Immédiatement le champ libre me fut donné, et j'administrai moi-même la première cuillerée de votre potion que j'avais eu l'heureuse idée d'emporter avec moi, laissant aux parents le soin de la continuer pendant la nuit. Alors je me retirai en disant que je ne reviendrais qu'après une nouvelle invitation, pensant que la jeune fille pouvait mourir dans la nuit. Le lendemain, quelle fut ma surprise quant on vint me dire qu'il y avait un mieux donnant quelque espoir de guérison ! Je partis à l'instant pour voir de mes yeux ce qui se passait, et j'eus la joie de constater que l'on ne m'avait pas trompé.

Je n'entre pas dans de plus longs détails. Je me contente de vous dire, chose à signaler, que la jeune malade demandait elle-même à prendre, plus souvent que la prescription, les cuillerées qui lui faisaient tant de bien. *Après 8 à 9 jours de traitement,* une des plus jolies petites filles de la contrée faisait la joie d'une famille qui me comble de témoignages de reconnaissance dont vous devez recueillir tout le prix.

Agréez, cher confrère, mes meilleurs sentiments de confraternité.

Dr LOUVEL.

Lettre de M. le docteur **DENOUAULT-GIRARDIÈRE**, de la Croixille. (Mayenne.)

La Croixille, 1er *Septembre* 1874.

CHER CONFRÈRE,

J'ai eu recours au cubèbe dans trois cas d'angine diphthéritique :

1° A la Croixille, chez une fille de 21 ans ;

2° A Saint-M'hervé, (Ille-et-Vilaine), chez une femme de 24 ans ;

3° A la Croixille, chez une fille de 19 ans.

Le premier cas n'est pas aussi concluant que je le voudrais, la jeune fille ayant quitté la Croixille le lendemain de l'administration du médicament, en voie d'amélioration, mais non guérie.

Les deux autres, que j'ai pu suivre jour par jour, avec un soin méticuleux, ne laissent aucun doute sur l'heureuse influence du cubèbe dans l'angine diphthéritique. Elle est pour moi si évidente que je regrette de ne pas l'avoir employé à Juvigné, au mois de mars, quelques semaines avant le premier cas, chez une fille de onze ans qui a succombé à cette même affection traitée par les vomitifs, l'extirpation et la cautérisation.

Agréez, cher confrère, mes amitiés.

Dr DENOUAULT-GIRARDIÈRE.

Extrait d'une lettre de M. le docteur DAMOISEAU (d'Alençon), président de la Société des médecins du département de l'Orne.

Septembre 1874

« . . . . De l'aveu de tous, les angines couenneuses, pseudo-membraneuses ou diphthéritiques seules, ont trouvé leur spécifique dans l'emploi rationnel du cubèbe et des balsamiques.

« Evidemment il ne peut entrer dans la pensée de quiconque a observé avec attention les effets décisifs et instantanés de la potion au cubèbe, de lui opposer les effets, quelque remarquables qu'ils soient d'ailleurs, des diverses médications topiques plus ou moins caustiques. Le cubèbe, en effet, agissant surtout après avoir été absorbé, produit ses effets *ab intùs*, à la manière dont s'accomplissent les salutaires influences de la vie elle-même : il éteint tout à la fois, en un mot, avec la cause de la fièvre, le foyer local des écoulements muqueux et des fausses membranes.

« L'observation qui a été insérée à la page 34 de notre bulletin de l'Assemblée générale des médecins de l'Orne, de 1873, en est un exemple remarquable, dont le docteur Belloc et moi nous avons été également frappés.

« Depuis un an, je n'ai pas manqué d'administrer la potion au cubèbe chaque fois que j'ai rencontré des fausses membranes dans l'arrière-gorge, et, dans tous les cas, elle a complètement répondu à mon attente. L'infirmière du couvent de l'Adoration, qui l'a administrée dans une demi-douzaine de cas semblables, sous mes yeux, n'a pas eu besoin de faire intervenir l'éponge traditionnelle qu'elle manœuvrait avec habileté depuis nombre d'années.

« Le docteur Lelièvre (de Séez) m'a affirmé, de son côté, qu'au petit comme au grand Séminaire de Séez, et dans sa pratique en ville et à la campagne, il en avait été on ne peut plus satisfait.

« Tout jusqu'ici tend donc à me démontrer que la potion au cubèbe, ainsi que l'a avancé le docteur Trideau, est bien réellement le spécifique des angines couenneuses, pseudo-membraneuses et diphthéritiques.

« Agréez, etc.

Dr DAMOISEAU (d'Alençon).

Observations de M. le docteur NARCISSE LELIÈVRE, de Séez (Orne)

9 Octobre 1874.

1re *Observation.* — Le 1er octobre 1874, se présente à ma consultation une jeune fille de 16 ans. — Elle est pauvre et sa constitution est affaiblie à cause des mauvais soins auxquels elle est soumise. Néanmoins, elle a passé sans encombre l'âge de la puberté. — Ses règles viennent à peu près régulièrement. — Il y a quatre ans, elle fut atteinte d'une variole confluente pour laquelle je la traitai.

Cette jeune fille arrive de Laleu, petite commune à cinq lieues de Séez. — Elle a passé quelques semaines chez une de ses parentes en donnant des soins à des enfants atteints d'une *angine* que le médecin avait appelée *gangréneuse.* Quoi qu'il en soit, *trois enfants en bas âge étaient morts de cette angine,* et le quatrième était pris du même mal.

C'est sur ces entrefaites que la fille Stanislas a quitté Laleu et est venue me consulter. — Sa prononciation est difficile et fait penser immédiatement à un gonflement des amygdales. — Je visite la gorge. — Les amygdales étaient, en effet, gonflées, et de plus tapissées de fausses membranes grisâtres paraissant adhérentes. La rougeur du pharynx n'était pas très-vive, ni la réaction fébrile bien intense. Le pouls battait à 70 pulsations environ. Je prescrivis immédiatement la potion :

Poudre fraiche de cubèbe,		15 gram.
Vin de Malaga.	a a	50 gram.
Sirop d'écorces d'oranges.		
Eau.		

à prendre dans les 24 heures.

En même temps, gargarisme avec

Alun,	10 gram.
Miel rosat,	10 —
Eau,	250 —

Repos au lit. — Bouillon. — Tisane d'orge.

Le lendemain, 2 octobre, j'allai voir ma malade que je trouvai au lit. — La gorge était à peu près nettoyée. — Il ne restait plus que deux ou trois petits boutons épars çà et là, et le gonflement des amygdales qui rendait encore la prononciation difficile. — La langue était sale et dénotait un embarras des voies supérieures. — Je prescrivis 2 grammes de poudre d'ipéca, en trois paquets, comme vomitif, et 10 grammes de poudre d'alun, en ayant soin d'indiquer à la mère la manière de se servir d'un petit pinceau fait d'une petite bande de linge fin roulée autour d'un porte-plume.

3 octobre. — Le mieux est sensible. — Restent encore deux ou trois points de couleur douteuse. — *Je prescris une seconde fois la potion au cubèbe.*

2me *Observation.* — Le même jour, sa sœur, âgée d'environ 19 ans, me faisait voir sa gorge légèrement rouge et tapissée de petits points gris, gros comme des têtes d'épingles.

Je lui prescrivis aussitôt la même potion ainsi que le gargarisme ci-dessus.

5 octobre. — Je ne revis mes deux malades que le 5 octobre — Elles étaient *complètement guéries.*

3me *Observation.* — Le 5 octobre, je trouve à l'infirmerie du Petit-Séminaire un enfant de 12 ans. — Il était au lit depuis le matin avec une fièvre intense. — Le pouls battait 120 pulsations. — La langue était couverte d'un enduit d'un blanc sale assez épais. — Les amygdales, d'un rouge cerise, étaient très-gonflées et revêtues d'un enduit grisâtre dont je ne pus pas très-bien apprécier l'étendue ni l'épaisseur à cause du peu de docilité du malade.

L'infirmière, qui connaissait ma manière de traiter ces maladies, avait fait préparer *la potion au cubèbe* suivant la formule que j'ai laissé à l'infirmerie; je la fis administrer au petit malade.

L'enfant n'avait pas eu de selles depuis 3 jours. A cause de cela et de l'épaisseur de l'enduit qui tapissait la langue, je prescrivis pour le lendemain matin une potion vomitive, ci :

Sirop d'ipéca,	30 gram.
Tartre stibié,	0 gram. 05 centigr.
Eau,	40 gram.

à prendre par cuillerée à bouche toutes les dix minutes jusqu'à effet.

Le lendemain, l'effet attendu avait été produit. — Des selles abondantes avaient eu lieu ainsi que deux vomissements de matières bilieuses.

La gorge était à peu près nettoyée et moins rouge, le pouls était tombé à 100 pulsations. L'enfant demandait à manger.

Sa potion au cubèbe n'était pas encore absorbée. Je ne prescrivis rien de nouveau, sinon abstinence d'aliments solides. — Le régime consistait en bouillon, tisane d'orge et un gargarisme à l'alun et au miel rosat.

Le 7, au matin, plus de fièvre. — Le pouls était à 80 pulsations.

Le thermomètre marquait sous l'aisselle 37°. — L'appétit était revenu. — Je considère l'enfant comme guéri.

Dr Narcisse LELIÈVRE,

de Séez (Orne).

II

EXTRAITS ET RAPPORTS.

Extrait de la Clinique médicale de l'Hôtel-Dieu de Paris,
par A. TROUSSEAU. 3e édition, page 419. — (1868).

..... Je veux vous parler d'une excellente médication conseillée par un très-distingué praticien de la Mayenne, M. H. Trideau, d'Andouillé. Ce médecin, comparant les affections diphthériques aux affections catarrhales, et s'appuyant des bons effets produits par les *balsamiques* dans ces dernières affections, a eu l'idée d'employer le *copahu* d'abord, puis le *poivre cubèbe*, dans une redoutable épidémie de diphthérie qui sévissait dans le département de la Mayenne, et il a obtenu, par ce moyen, de très-nombreuses guérisons. Le copahu a le désavantage de troubler les fonctions de l'estomac ; au contraire, le poivre cubèbe augmente plutôt l'appétit et doit être par conséquent préféré. J'ai eu l'occasion de conseiller cette médication et je lui dois d'assez remarquables succès, notamment chez une dame que je soignais conjointement avec le docteur Peter, et dont la petite fille, soignée par l'homœopathie, venait de succomber au croup. Cette dame, qui eut indépendamment de sa diphthérie pharyngienne un commencement de coryza couenneux, guérit en *cinq jours* de toutes ses manifestations diphthériques.

« Voici la médication que je conseille : d'une part, prendre toutes les quatre heures un paquet de 4 grammes de poivre cubèbe dans du pain azyme et, d'autre part, toutes les demi-heures, toucher le fond de la gorge avec un pinceau trempé dans du jus de citron. J'associe de la sorte l'action *substitutive générale* du cubèbe à l'action topique d'un acide végétal, peu énergique, il est vrai, mais dont la faiblesse est compensée par la fréquence dans l'application. On peut avantageusement remplacer le poivre cubèbe par les capsules d'extrait de cubèbe, chaque capsule contenant la valeur de 7 grammes et demi de poivre. Chez les enfants, M. Trideau conseille l'usage du sirop de cubèbe, (12 grammes de poivre cubèbe pulvérisé pour 150 grammes de sirop simple), une cuillerée à bouche toutes les deux heures. Le troisième ou quatrième jour de la médication, apparait ordinairement un exanthème scarlatiniforme qui coïncide habituellement avec la disparition des fausses membranes (1).

Extrait des bulletins et mémoires de la Société médicale des hôpitaux de Paris.

(Tome 5e, 2e série, année 1868.)

Procès-verbal de la séance du 13 mars 1868, page 80.

..... M. BERGERON. — J'ai observé quelques faits dans lesquels on peut penser que le cubèbe n'a pas été sans influence sur l'heureuse terminaison de la maladie ; je citerai, entre autres, un enfant qu'a vu M. Hérard, et qui, après trois jours de l'emploi soutenu de l'extrait oléo-résineux de cubèbe, rendit d'un seul coup, par un effort de toux, un tube pseudo-

---

(1) L'exanthème était dû surtout au *copahu* que j'employais, à cette époque, en même temps que le cubèbe (1863-1864). — H. TRIDEAU.

membraneux qui reproduisait, comme le moulage le plus délicat, toutes les saillies et anfractuosités de la glotte; la guérison suivit de près l'expulsion de la fausse membrane. M. le docteur Brochin, qui m'avait prié de voir ce malade avec lui, avait été très-frappé du fait, et il m'en a rapporté depuis un autre, auquel on ne peut refuser une certaine valeur, au point de vue du traitement par le cubèbe. Il s'agit de deux enfants de la même famille, atteints tous deux de diphthérie laryngienne, dont l'un, très-jeune et très-indocile, a refusé les capsules et a succombé, tandis que l'autre, qui avait consenti à prendre le médicament, a guéri.

En définitive, lorsqu'une médication nouvelle, et *vraiment rationnelle d'ailleurs*, présente ce premier et capital avantage de ne pas nuire, n'est-ce pas un devoir de l'essayer, et de l'essayer avec persévérance, avant de la laisser tomber dans l'oubli, à côté de tant d'autres, si son impuissance est enfin démontrée ? Or, il me semble que, depuis la publication du travail de M. Trideau, le silence s'était fait trop vite et trop complètement autour de cette intéressante question de thérapeutique, et si je me suis laissé aller à cette disgression, c'est surtout dans le but, soit de provoquer de nouveaux essais, soit d'engager ceux d'entre vous qui auraient mis en usage la médication de notre honorable confrère de la Mayenne, à faire connaître les résultats de leur pratique.

Même séance. (Page 82.)

.... M. ARCHAMBAULT. — Cinq fois j'ai eu l'occasion de donner le cubèbe associé au copahu dans des cas d'angine couenneuse manifestement diphthérique. Deux fois les enfants n'ont pu prendre le médicament d'une manière suivie : ils ont succombé. Dans trois autres cas, j'ai eu recours aux capsules de Raquin qui ont été assez bien avalées par les petits malades, dont le plus jeune avait cinq ans. Six de ces capsules ont été prises dans les 24 heures. A partir de ce moment, il est survenu un peu de diarrhée, et le lendemain, quatrième jour du traitement, est survenue une éruption cutanée des plus marquées. Ce phénomène parut être le signal de l'amélioration, car les fausses membranes s'exfolièrent, laissant la membrane muqueuse rouge et douloureuse. L'engorgement ganglionnaire diminua assez rapidement, et la guérison ne se démentit pas.

Les faits de ce genre abondent dans le mémoire de M. Trideau ; les succès y sont même si nombreux et si constants que l'esprit en est un peu troublé, et qu'on se demande si l'auteur n'a pas été exposé à quelque illusion. Il y a toutefois lieu, suivant moi, d'expérimenter cette médication, que je serais tout disposé à regarder comme de beaucoup la meilleure, si j'avais un grand nombre de faits comme ceux que j'ai eu l'honneur d'indiquer à la Société.

Observation de M. Constantin Paul.

(Bulletins et Mémoires de la Société de Thérapeutique, 1re série, tome 2, page 8, année 1868).

Angine couenneuse guérie par le cubèbe.

Il y a deux ans, un médecin de la Mayenne, M. Trideau (d'Andouillé), vint faire connaître à Paris qu'il avait guéri vingt-six cas d'angine couenneuse par l'emploi des balsamiques, copahu et cubèbe. Ce succès était très-encourageant, et, tout dernièrement, MM. Bergeron et Labric avaient annoncé à la Société des hôpitaux qu'ils en avaient retiré certains avantages. Ils se plaignaient seulement d'avoir été gênés par la répugnance qu'éprouvaient les enfants à prendre les sirops contenant soit la poudre, soit l'extrait oléo-résineux de cubèbe.

Occupé depuis dix ans des préparations de cubèbe et ayant à ma disposition un extrait de cubèbe très-beau, obtenu par M. Delpech, d'après la méthode de Dausse, c'est-à-dire par l'eau, l'alcool et l'éther, j'attendais l'occasion de contrôler les résultats de M. Trideau.

Au mois d'avril dernier, je fus chargé de remplacer M. Bergeron à l'hôpital Sainte-Eugénie, et l'occasion se présenta bientôt de traiter des affections diphthéritiques. Le succès étant venu couronner ma tentative, je tiens à la faire connaître, parce que je puis offrir à mes confrères un mode d'administration du cubèbe bien préférable aux précédents.

Le 21 avril, l'enfant Louis-Léon, placé dans la section des scrofuleux pour un mal de Pott déjà ancien, descend à la salle des maladies aiguës, atteint d'une angine couenneuse qui a débuté l'avant-veille.

Le matin, à la visite, la fièvre est modérée, la peau halitueuse. Il y a de la dyspnée, accusée surtout dans l'inspiration et s'accompagnant d'un sifflement qui a le timbre du verre qui se brise. L'expiration est plus facile, interrompue seulement de temps en temps par une toux qui a le même caractère que l'inspiration. A l'examen de la gorge, on constate que les amygdales, ordinairement grosses, ont augmenté de volume au point de combler entièrement l'arrière-gorge et sont recouvertes d'une fausse membrane épaisse, résistante et couleur de frangipane. La fausse membrane recouvre la face interne des deux amygdales et la luette. L'isthme du gosier, complètement obstrué, ne permet pas de voir le fonds du pharynx. On constate en outre un ganglion lymphathique gonflé et douloureux aux deux angles du maxillaire inférieur. Il n'y a rien dans les fosses nasales antérieures.

Le caractère de l'inspiration et de l'expiration, et la voix complètement aphone, font penser que le larynx est envahi ; pourtant il n'y a pas encore d'asphyxie ; les lèvres sont roses, les yeux seulement un peu injectés. L'enfant n'a pas encore eu d'accès de suffocation.

A l'auscultation, on trouve une respiration faible, sans murmure vésiculaire, le retentissement du sifflement laryngien est le seul bruit qu'on perçoive. A la percussion, la sonorité est bonne. Pouls 144. Température prise dans le rectum, 40°, 2.

Après avoir cautérisé la gorge avec un peu de perchlorure de fer, je prescris l'extrait de cubèbe préparé par M. Delpech dans les proportions ci-après :

Prenez :	Extrait de cubèbe par l'eau, l'alcool et l'éther....	1 p.
	Poudre de sucre...........................	7
	Poudre de gomme...........................	2

Chaque cuillerée à café de cette poudre pesant 2 gr. 50 contient par conséquent 0,25 d'extrait.

L'enfant prend, le premier jour, 4 cuillerées à café, soit 1 gramme d'extrait par jour.

Pour administrer cette poudre, il suffit d'en délayer une cuillerée à café dans deux ou trois cuillerées à bouche d'eau simple. On obtient ainsi une eau légèrement sucrée ressemblant à la dilution d'alcoolat d'absinthe et ayant une odeur analogue à celle de la menthe. L'enfant ne fait aucune difficulté pour l'avaler.

Dans la journée, l'enfant est un peu plus calme, la respiration un peu moins stridente, la voix est toujours éteinte. Pouls, 128. Température, 39°, 6.

Le 22, à la visite du matin, on constate que la dyspnée a augmenté, le sifflement laryngien se fait entendre aux deux temps de la respiration. La toux est plus éteinte et plus sifflante ; la dyspnée s'accompagne de tirage au-dessus du sternum et au-dessous des fausses côtes. L'asphyxie est plus prononcée, il y a des plaques violacées sur les joues ; les yeux sont injectés et les veines temporales accusées. L'examen de la gorge fait voir des fausses membranes plus molles et plus grises que la veille. Le pharynx, qu'on peut apercevoir par instants, est tapissé de fausses membranes. Il y a eu un accès de suffocation dans la nuit. Pouls, 144. Température, 40°.

On prescrit de nouveau 10 grammes de saccharure de cubèbe.

Le soir, la respiration est beaucoup plus libre, la toux est moins sifflante et commence à prendre le timbre catarrhal ; l'enfant est beaucoup plus calme. Pouls, 124. Température, 40°.

Le 23, l'amélioration qui s'est annoncée la veille se prononce davantage. Pouls, 104. Température, 38°, 2. — Même traitement.

Le soir, la peau est fraiche, le calme complet, la voix est pourtant encore éteinte. Pouls, 104. Température, 37°, 6.

Le 24, les fausses membranes ont disparu presque complètement sur les amygdales. Pouls, 100. Température, 37°, 8. — Même traitement.

Une heure après la visite, l'enfant est pris de deux ou trois accès de suffocation très-violente qui cesse à partir de midi.

A cinq heures du soir, la respiration est assez calme, mais la toux est tout à fait cassée et sèche. Pouls 108, température 37°, 8.

Le 25, les fausses membranes continuent à se modifier. Pouls 88. Température, 37°, 4.

On augmente la dose du cubèbe dans la crainte de voir des accès de suffocation reparaître. — Saccharure de cubèbe, 15 grammes.

Le soir, même état. Pouls, 120. Température 37°, 8.

Le 26, on ne voit plus trace de fausse membrane sur les amygdales ni sur le pharynx. Ces organes sont cependant encore rouges et tuméfiés.

La respiration est calme et silencieuse, la toux rauque, mais plus sonore que la veille ; la voix reste éteinte. Pouls, 108. Température 37°, 6. Le soir, même état. Pouls 112. Température 37°, 6.

Le 26, on commence à alimenter l'enfant, et l'on ajoute à la prescription du sirop de quinquina. Pouls, 92. Température 37° 6. Le soir, pouls, 104. Température 37°, 8.

Le 27, l'enfant a eu de la diarrhée hier, dans la journée ; elle continue encore un peu ce matin. La toux est devenue franchement catarrhale, elle n'est plus aphone, mais la voix ne peut se faire entendre, la respiration est libre, et la gorge revenue presque à l'état normal. Je suppose que l'aphonie ne tient plus qu'à une paralysie des cordes vocales; cette supposition est d'autant plus vraisemblable que le pharynx et le voile du palais sont atteints d'une certaine parésie. Nous réduisons la dose de saccharure à 10 grammes. Pouls 108. Température 37°, 8. Le soir, pouls 104. Température 37°, 8.

Le 29, l'état général est excellent, les amygdales, complètement débarrassées de fausses membranes, sont rosées. Le fond du pharynx est seulement un peu pâle. La déglutition est facile. La toux est grasse et franchement catarrhale. Il ne reste plus que la voix aphone. La diarrhée a cessé, l'enfant a de l'appétit. Pouls 100. Température 38°, 6. Le soir, pouls 120. Température 38°, 0.

Le 30, l'enfant est en pleine convalescence. Pouls 116. Température 37°, 8.

Cette observation est intéressante à plus d'un titre; mais nous nous bornerons à l'examiner au point de vue thérapeutique.

Au début, l'affection était grave, les fausses membranes épaisses et répandues dans toutes les parties de l'isthme du gosier. Les ganglions sous-maxillaires étaient pris, la fièvre intense, l'abattement profond. De plus, l'affection s'est étendue au *larynx* à n'en pas douter. Il y a eu le lendemain de l'entrée dans la salle, des accès de suffocation assez intenses pour que l'on se crût autorisé à pratiquer la *trachéotomie*, si une certaine espérance de voir la maladie guérir par le cubèbe n'avait pas fait temporiser.

Nous devons noter, en outre, qu'au plus fort de la maladie, l'enfant a paru, à deux reprises, éprouver un mieux significatif quelque temps après l'administration du médicament. Le mode d'administration a été des plus simples : jeter un peu de poudre de sucre dans un peu d'eau est chose bien facile, et le médicament, présenté de cette manière, a été facilement accueilli par l'enfant.

En dernier lieu, il n'y a pas eu d'accidents produits par le médicament, si ce n'est un peu de diarrhée. Notons, enfin, que nous n'avons pas observé au huitième jour l'exanthème propre au cubèbe, que M. Trideau avait observé, bien que ses doses aient été plutôt moindre que les nôtres.

En somme, nous regardons comme très-précieux en ce moment de pouvoir opposer à une maladie si terrible un médicament qui nous donne quelque espérance, et si l'action si favorable du cubèbe se justifie, M. Trideau aura rendu un grand service à la thérapeutique.

Le Secrétaire,

HARDY.

Extrait du Traité de thérapeutique et de matière médicale,

par A. TROUSSEAU et H. PIDOUX, (8me édition), revue et augmentée sous les yeux des auteurs, par CONSTANTIN PAUL, page 671. (1869).

Diphthérie. — M. Trideau d'Andouillé (Mayenne), comparant les affections diphthériques aux affections catarrhales, et s'appuyant de bons effets obtenus par les balsamiques dans ces dernières affections, a eu l'idée d'employer le copahu d'abord, puis le poivre cubèbe, dans une redoutable épidémie de diphthérie qui sévissait dans le département de la Mayenne, et il a obtenu, par ce moyen, de très-nombreuses guérisons.

Nous avons eu l'occasion d'employer le poivre cubèbe dans des cas de diphthérie, et nous lui devons d'assez remarquables succès. L'un de nous a obtenu depuis deux guérisons d'enfants atteints de croup, à l'hôpital Sainte-Eugénie (avril 1868), en administrant un saccharure d'extrait de cubèbe préparé par M. Delpech. Ce médicament est d'un emploi très-facile chez les enfants.

Il suffit d'en donner de quatre à six fois par jour, une cuillerée à café que l'on délaie dans deux cuillerées à bouche d'eau au moment de le faire prendre.

Extrait de la thèse pour le doctorat en médecine

Présentée et soutenue, le 3 juin 1870, à la Faculté de Médecine de Paris, par M. JULES MOREAU (de la Côte-d'Or).

(*Du traitement médical de la diphthérie, et, en particulier, de son traitement par le cubèbe.*) (Page 30.)

Instituée par le docteur Trideau, d'Andouillé (Mayenne), en 1866, la médication par les balsamiques fut successivement expérimentée par

Trousseau, Bergeron. Archambault, Féréol, Labric, Peter. — Trousseau, dans sa clinique de l'Hôtel-Dieu, reconnait que c'est là une excellente méthode et signale les succès qu'elle a fournis. Parmi les médecins des hôpitaux, aucun n'a poursuivi ces tentatives avec autant de zèle et de persévérance que le docteur Bergeron. A l'hôpital Sainte-Eugénie, pendant l'année 1868, une partie des malades de la salle Saint-Joseph fut traitée par cette médication. Son efficacité étant reconnue, le cubèbe fut prescrit à tous les diphthériques qui entrèrent dans la salle Saint-Joseph pendant l'année 1869. M. Vaslin, interne du service de M. Bergeron, a publié, dans la *Gazette des Hôpitaux* (5 mars 1870), le compte rendu des résultats obtenus dans ce service pendant l'année 1869...............

Conclusion.

1° L'angine diphthérique guérit très-bien par l'emploi du cubèbe.

Nous avons fait connaître le peu d'efficacité de la cautérisation dans ces cas ; on pourra conserver les irrigations à l'eau de chaux et les inhalations médicamenteuses astringentes.

2° Le cubèbe agit efficacement dans le croup ; on donnera ce médicament le plus près possible du début de la maladie, dans le cours de la première période. On doit bannir soigneusement toute médication altérante ou qui aurait pour effet de débiliter le malade.

Extrait du Traitement de la diphthérie

par le docteur L. VASLIN. Page 13 (1872).

.... *Conclusions.*— Nous avons vu toutes les angines (au nombre de huit) (1) se terminer par la guérison, une seule exceptée; mais la mort a été la conséquence d'une paralysie généralisée, accident contre lequel le cubèbe ne peut évidemment rien. Ce médicament, comme nous l'avons fait remarquer, ne s'attaque qu'aux manifestations diphthéritiques des muqueuses, et il a, ce semble, puissamment contribué à leur disparition. Les observations d'angines, résumées dans notre statistique, paraissent établir que le cubèbe a imposé aux fausses membranes les limites qu'elles avaient primitivement pour les dissoudre sur place et prévenir ainsi leur propagation au larynx.

L'idée de *cautériser* les surfaces envahies par les produits diphthéritiques, mise en vigueur par Bretonneau et Trousseau, est encore malheureusement trop accréditée, et cela malgré les attaques les plus vraies, les plus rationnelles, déjà dirigées contre elles. On crayonne, comme on peut, avec le nitrate d'argent, l'arrière-gorge des enfants, *le plus souvent au prix de difficultés inouïes.* Empêcher, par une modification particulière qu'imprime le caustique aux muqueuses, la reproduction des fausses membranes, et leur extension au larynx, tel est le but que se proposent les partisans de la cautérisation. Mais on peut hardiment leur objecter que les accidents qu'ils s'efforcent de conjurer, *le cubèbe les combat plus facilement et plus sûrement que les topiques irritants.*

Plus facilement. — Les enfants, en effet, acceptent assez volontiers, de 10 à 20 grammes de saccharure de cubèbe par jour. On leur donne

(1) Traitées à l'hôpital Sainte-Eugénie, service de M. Bergeron.

cette quantité en plusieurs prises, et dissoute dans l'eau. Mais lorsqu'il s'agit de leur pratiquer une cautérisation, c'est engager une lutte véritable, qui ne laisse pas que d'être très-fatigante pour les petits malades et très-laborieuse pour le médecin.

Plus sûrement. — Le cubèbe et les balsamiques, le premier surtout, pénètrent facilement l'économie, pour aller tarir la source des sécrétions muqueuses ; de là leur propriétété de supprimer la sécrétion pseudo-membraneuse. Le nitrate d'argent et autres cathérétiques n'agissent que par leur contact, encore faut-il ajouter qu'ils n'atteignent qu'avec peine la muqueuse, protégée, si je puis m'exprimer ainsi, par l'exsudat diphthéritique, épais et très-adhérent. Leur action est momentanée, locale ; celle du cubèbe, continue et générale. Enrayer une maladie étendue à toute l'économie, par un médicament qui en poursuit les effets sur les principaux points où elle se localise, tel est le rôle du cubèbe par rapport à la diphthérite des muqueuses, rôle que le nitrate d'argent et ses succédanés ne peuvent remplir.

La cautérisation a, en outre, un très-grave inconvénient, signalé par Fischer et Bricheteau, et dont nous avons été témoins plusieurs fois, celui de laisser après elle du dégoût pour les aliments et de la dysphagie.

Ce double accident serait à lui seul suffisant pour détourner de l'emploi des caustiques tout médecin qui a apprécié l'extrême importance de l'alimentation chez les enfants en proie à la diphthérite.

Observations de M. le Docteur BERGERON,

Médecin de l'hôpital Sainte-Eugénie, membre de l'Académie de médecine et du Comité consultatif d'hygiène (1).

Hôpital Sainte-Eugénie. Service de M. Bergeron.

Avril. — Diphthérie, 4 cas : 1 primitif, 3 secondaires. — 4 guérisons. Le cas de diphthérie primitive était simple ; les fausses membranes se trouvaient localisées à l'arrière-gorge ; la guérison fut obtenue rapidement. — Traitement par le saccharure de cubèbe.

Les trois autres cas étaient secondaires à la scarlatine ; tous trois furent aussi terminés par la guérison, mais dans des conditions très-différentes. En effet, deux des enfants entrèrent dans les salles atteints de leur scarlatine, avec diphthérie pharyngienne et nasale rapidement améliorée ; la convalescence survint sans autre complication. Quant au troisième, à son entrée, la scarlatine, qui datait de huit jours, avait disparu ; la desquamation commençait, et l'angine qui lui succédait avait un caractère de gravité plus grand. La diphthérie nasale était aussi plus prononcée que dans les deux autres cas, la guérison fut longue : on vit survenir une gangrène des piliers du voile du palais, avec élimination des eschares, perte de substance et cicatrisation lente. Ces trois enfants furent traités par le saccharure de cubèbe et le rhum. (2)

---

(1) Extrait des *Bulletins et Mémoires de la Société médicale des Hôpitaux de Paris.* Séance du 8 juillet 1870, tome VII, page 229.

(2) Voici quel était, avant l'emploi du cubèbe, le pronostic de cet angine qui est très-fréquente dans le cours de la scarlatine : « *Je l'ai vue presque « invariablement mortelle....* De ces angines survenant subitement au neuvième « et dixième jour de la scarlatine, je ne me rappelle avoir vu guérir qu'une « malade, la fille de mon honorable ami, M. le docteur Caffe.

A. TROUSSEAU.
Clinique médicale de l'Hôtel-Dieu de Paris
3e édition. Tome I. Pages 112-113.
(Note de M. H. TRIDEAU.)

Société de médecine pratique de Paris.

Séance du 16 mai 1872. — Présidence de M. Josias (1).

M. Caron rapporte un fait d'angine diphthérique dans lequel la mort ne peut être attribuée qu'à un véritable empoisonnement, car l'enfant, âgé de 5 ans et demi, a succombé sans suffocation, sans présenter aucune des indications de la trachéotomie.

M. Duchesne, à propos de ce cas, fait observer que, selon lui, c'est un tort de ne pas nourrir les malades dans les angines graves, par la crainte de réveiller et d'entretenir la fièvre ; l'inanition prédispose au contraire aux accidents d'intoxication qu'on redoute avec juste raison, puisqu'elle favorise l'absorption.

Il cite, à l'appui de son opinion, l'observation d'un enfant pour lequel il a été consulté par un confrère des Ternes. Il s'agissait aussi d'une diphthérite. M. Duchesne dit qu'avant son arrivée on avait d'abord cherché à faire vomir l'enfant, mais inutilement ; et à ce propos il dit que pour les enfants il préfère le sulfate de cuivre à l'ipéca, à la condition toutefois de s'arrêter après le troisième vomissement. Il a a[illegible]é *le saccharure de cubèbe* et a prescrit des côtelettes et du vin de Bordeaux. Quarante-huit heures après la gorge a été débarrassée des fausses membranes, la fièvre a diminué graduellement et l'enfant a guéri très-vite. L'alimentation, dans les cas de ce genre, doit être continuée, surtout chez les enfants, alors même qu'il existe des indications de pratiquer la trachéotomie.

M. Josias a aussi employé avec grand avantage le saccharure de cubèbe.

---

(1) Extrait du *Courrier médical* et de la *Réforme médicale* (22e année, N° 30, p. 237).

Sous l'influence de ce médicament, il a vu les pseudo-membranes *se ramollir et se détacher ensuite très-facilement.*

M. CARON fait remarquer que son malade n'a pas eu de fièvre, et qu'il n'a pas cessé de prendre du bouillon et du vin sucré. L'ipéca à la dose de 2 grammes dans du sirop d'ipéca, les applications locales de teinture d'iode et de nitrate d'argent ont été les principaux moyens employés. M. Caron n'a pas encore fait usage du saccharure de cubèbe.

ÉPIDÉMIE D'ANGINE COUENNEUSE

RAPPORT

Du médecin des Epidémies de l'arrondissement de Laval, à M. le Préfet de la Mayenne, sur une épidémie d'Angine Couenneuse qui a sévi, au mois de mars 1873, dans la commune de Nuillé-sur-Vicoin, (1).

MONSIEUR LE PRÉFET,

Pour obéir à votre invitation du 28 mars dernier, je me suis transporté, le jour même, à Nuillé-sur-Vicoin, afin d'étudier l'épidémie de diphthérie que vous me signaliez et de prendre les mesures nécessaires pour arrêter le fléau.

Je suis heureux de vous dire, Monsieur le Préfet, que, dans cette seconde partie de ma tâche, j'ai réussi d'une façon vraiment complète et qui me semblerait presque merveilleuse, si l'expérience ne m'avait montré, depuis longtemps déjà, l'efficacité constante du traitement de M. Trideau, médecin à Andouillé, près Laval, contre l'angine couenneuse, traitement que j'ai cru devoir employer. En effet, depuis mon dernier voyage à Nuillé, le 21 avril, il ne s'est présenté aucun nouveau cas de diphthérie ; l'épidémie a définitivement disparu aujourd'hui, et je puis maintenant vous adresser une relation aussi complète que possible des documents

---

(1) Extrait du *Journal Médical de la Mayenne*. — Juin 1873.

que j'ai pu recueillir, des mesures que j'ai cru devoir prendre, et des résultats que j'ai obtenus.

Et, d'abord, Monsieur le Préfet, il n'y a point eu à Nuillé une épidémie de *croup*, comme on vous l'avait dit, mais bien une épidémie d'angine couenneuse. Le larynx, la trachée et les bronches n'ont été, dans aucun cas, couvertes de fausses membranes ; aussi les malades mouraient-ils empoisonnés par la diphthérie elle-même, et non asphyxiés par l'amas des couennes dans les voies respiratoires, ainsi que cela a lieu dans ce qu'on appelle le croup : dénomination mauvaise, qui ne signifie rien, et qu'on devrait remplacer par celles de *laryngite trachéite ou bronchite diphthéritique*.

L'épidémie de Nuillé a été d'une extrême gravité avant ce premier voyage du 28 mars Les malades, atteints sourdement, sans souffrance marquée, éprouvaient simplement au début un peu d'inappétence, de tristesse, une très-légère gêne de la déglutition. Puis le mal s'aggravait tout-à-coup d'une façon foudroyante, une véritable gangrène envahissait les amygdales et le fond de la gorge ; au bout de quelques jours, un profond accablement s'emparait d'eux, et ils mouraient empoisonnés par la diphthérie elle-même.

L'épidémie, ainsi que vous pourrez le voir par les tableaux que j'ai dressés, a sévi sur les deux sexes, et sur les adultes aussi bien que sur les enfants.

La durée de la maladie était d'environ une douzaine de jours.

Voici maintenant le chiffre des décès jusqu'au 28 mars, avec certains renseignements qui nous serviront tout à l'heure.

DATES de la mort.	NOMS ET PRÉNOMS.	SEXE.	AGE.	DOMICILE.	DISTANCE au bourg.	Orientation.
25 janvier.	Février, Angèle...	F.	5 ans	Haut du Bourg.	»	Sud.
13 février.	Bréhin, Pauline...	F.	10 —	La Lande.	1 kil.	S.-O.
21 id.	Henry, Alphonsine.	F.	4 —	Haut du Bourg.	»	Sud.
12 mars.	Duval, Amand.....	H.	7 —	Aiguillerie.	3 »	O.-S.-O.
13 id.	Bréhin, Victor.....	H.	7 —	La Herdière.	3 500	Sud.
15 id.	Landelle, Henri...	H.	6 —	Régereau.	4 »	Est.
16 id.	Bréhin, Alexis.....	H.	3 —	La Herdière.	3 500	Sud.
21 id.	Turpin, Rémi......	H.	30 —	La Lande.	1 »	S.-O.
23 id.	Réauté, François..	H.	12 —	Haut du Roc.	2 »	Est.
24 id.	Martin, Adolphe...	H.	7 —	Bas du Bourg.	»	Est.
24 id.	Rénaud, Gustave...	H.	6 —	Haut du Bourg	»	Sud.
25 id.	Yuézé, Eugène....	H.	8 —	Bas du Bourg.	»	Est.
26 id.	Hacques, Rémi....	H.	12 —	Aiguillerie.	3 »	O.-S.-O.

Treize morts, dont dix dans l'espace de quatorze jours !

Outre ces treize morts, d'après les renseignements fournis par M. Baraize, médecin de la localité, et les visites que j'ai faites moi-même, il y a eu 5 guérisons complètes que je tiens à signaler.

NOMS ET PRÉNOMS.	SEXE.	AGE.	DOMICILE.	DISTANCE au bourg.	Orientation.
X...	F.	16 ans.	Petite-Pommeraie.	3 kil.	S.-E.
Planchenault	H.	10 —	Rançon.	1 »	Ouest.
Galbin..........	H.	4 —	Bas du Bourg.	»	Est.
Bréhin..........	H.	12 —	La Herdière.	3 500	Sud.
X...	H.	7 —	La Daudrière.	Id.	Sud.

Il restait encore 7 malades en traitement ; ce sont :

NOMS ET PRÉNOMS.	SEXE.	AGE.	DOMICILE.	DISTANCE au bourg.	[illegible]
X...	F.	9 ans.	Aiguillerie.	3 kil.	O.-S.-O.
X...	F.	16 —	Idem.	Id.	Id.
X...	F.	21 —	Idem.	Id.	dI.
X...	H.	10 —	Idem.	Id.	Id.
MARTIN..............	H.	7 —	Bas du Bourg.	»	Est.
X...	F.	30 —	Haut du Roc.	2 »	Est.
THÉZÉE..............	H.	11 —	Bas du Bourg.	»	Est.

En somme il y avait eu à ce moment, 28 mars, dans la commune de Nuillé, 25 cas d'angine diphthéritique : 13 morts, 5 guérisons, et 7 malades encore en traitement.

Ceux-ci étaient, pour la plupart, gravement atteints, notamment la fermière du Haut-du-Roc et le jeune Thézée, fils de l'Instituteur.

Devant une mortalité aussi effrayante, il me restait deux choses à faire : rechercher d'abord la cause et étudier la marche de la maladie, afin de pouvoir prendre des mesures efficaces pour en enrayer les progrès ; ensuite, — et c'était là ma tâche principale, — opposer un traitement vigoureux à cette terrible affection, afin d'arrêter cette mortalité désastreuse.

Malheureusement, malgré une enquête minutieuse faite et dirigée avec le plus grand soin, — puisque je suis allé jusqu'à chercher la cause première dans la diphthérie du porc, du mouton et du cheval, — il m'a été impossible de découvrir l'origine de l'épidémie.

Quant à sa marche, les tableaux qui précèdent montrent qu'elle n'a pas sévi sur un seul point, plus ou moins circonscrit, mais sur des points éloignés les uns des autres, et dans des directions très-opposées. Le fléau, en un mot, n'a pas suivi une ligne fixe, mais s'est promené capricieusement, si je puis employer cette expression, à travers toute la moitié Est-Sud-Ouest de la commune.

Cependant, Monsieur le Préfet, je dois vous faire remarquer, en passant, que, depuis le 12 (22 jours après le dernier cas de mort) jusqu'au 25 mars, il ne meurt que des garçons. La maladie, qui a d'abord visité 4 petites filles, dont 3 sont mortes, est venue évidemment établir un instant son foyer épidémique dans l'école des garçons ; la preuve en est que, devant le grand nombre d'enfants déjà atteints, cette école est fermée d'urgence dès le 15.

Ce sont probablement ceux-ci qui ont emporté dans leur famille le germe du mal. Ce qu'il y a de bizarre, c'est que, pendant cette période de 14 jours, aucune petite fille n'est atteinte, bien que demeurant dans la maison de leurs frères malades.

En présence de cette curieuse immunité, l'école des filles resta donc ouverte.

Je crois, Monsieur le Préfet, que c'est ici le moment de vous signaler l'état de salubrité de ces deux établissements. Autant l'école des filles est saine, sèche, bien située et bien aérée, autant l'école des garçons est détestable, au point de vue hygiénique. Située dans la partie basse du bourg, au pied d'un coteau d'environ 4 ou 5 mètres de hauteur qui l'entoure à l'Est et au Sud, placée à 20 mètres à peine d'un ruisseau parallèle à sa façade, cette maison est essentiellement humide et sombre. La classe, au rez-de-chaussée, a 63 mètres carrés de surface, 3 mètres de hauteur, et son plancher carrelé *est à vingt centimètres au-dessous du sol de la cour.*

Ajoutez à cela qu'elle n'est éclairée que par 4 ouvertures relativement petites, et qu'elle contient 90 élèves.

N'est-il pas regrettable de voir les règles de l'hygiène aussi complètement méprisées qu'elles l'ont été dans la construction de cet établissement.

Mais je reviens au sujet principal de ce rapport.

J'ai déjà indiqué plus haut la durée de la maladie, environ douze jours. Le traitement, jusqu'à mon arrivée, avait toujours été le même pour tous les malades : attouchements des parties couvertes de fausses membranes avec une solution de perchlorure de fer.

Que me restait-t-il à faire ? Prendre des mesures préventives d'abord. La grande mesure était déjà appliquée, le licenciement de l'école. Mais je pensai qu'en engageant les parents à examiner fréquemment eux-mêmes la gorge de leurs enfants et à les faire visiter immédiatement, au moindre doute, par M. Baraize, nous pourrions arrêter le mal à son début, à l'aide d'un traitement convenable. Pour arriver à ce résultat, j'eus l'idée d'inviter M. le curé de Nuillé à donner lui-même ce conseil, le surlendemain, à son prône du dimanche, afin que tout le monde pût avoir connaissance de ce moyen préventif. M. le curé accéda à ma demande avec un empressement dont je le remercie sincèrement. Cet examen préalable a produit d'excellents résultats, car M. Baraize m'a dit depuis, qu'il avait eu à examiner plusieurs enfants malades ou non malades, que des parents n'auraient jamais songé à lui présenter sans la recommandation de M. le curé.

La deuxième mesure à prendre était d'instituer un traitement sérieux et énergique pour arrêter la mortalité effrayante que je vous ai signalée par les tableaux précédents.

Avec tous les ménagements que réclamait une proposition aussi délicate, j'engageai donc mon confrère de Nuillé à abandonner complètement les badigeonnages au perchlorure de fer, et à se servir d'un moyen qui m'a constamment réussi, et qui consiste en l'administration du poivre cubèbe à l'intérieur. Ce mode de traitement est malheureusement inconnu encore de la plupart des praticiens. Aussi M. Baraize, qui se trouvait dans ce cas, effrayé d'ailleurs de ses précédents insuccès, accepta-t-il avec empressement ma proposition. Je lui indiquai donc la formule suivante :

Poivre cubèbe en poudre fraîchement préparée, 12 à 30 gr. *selon l'âge*.

Eau..	de chaque 90 gr.
Sirop quelconque, orgeat par exemple,	

Mêler et agiter avant de s'en servir. A prendre dans les 24 heures et à renouveler jusqu'à complète guérison.

Naturellement je conseillai, en outre, une nourriture très-fortifiante et l'usage des toniques, comme le vin de quinquina.

Dès le lendemain, mon confrère essayait le nouveau remède, et, ce jour aussi, la mortalité était complètement arrêtée. Je dis complètement, bien que 4 malades soient morts depuis cette époque (les seuls d'ailleurs, depuis le 28 mars), puisque l'un d'eux, le jeune Maignan (9 ans), à la Rochefoucault, 4 kil. Est du bourg, n'a été traité que par des gargarismes à l'alun, conseillés par une de ces bonnes commères qui exercent la médecine illégalement, en méprisant les médecins, et que les 3 autres, les petites Logeais Aimée (5 ans) et Marie (2 ans), ainsi que Marie Durand (8 ans) ont absolument refusé de prendre le médicament.

Elles en ont absorbé à peine 8 ou 10 gr. chacune..

Désireux de suivre pas à pas et de combattre corps à corps cette terrible épidémie, je retourne à Nuillé le 3 avril, et je visite la ferme de l'Aiguillerie, à 3 kil. O.-S.-O du bourg, où la diphthérie avait déjà enlevé 2 malades. Il y a là encore 4 cas ; ce sont : deux jeunes filles, l'une de 21 ans et l'autre de 16 ans, un garçon de 10 ans et une petite fillette de 2 ans. Le diagnostic est facile, et le mal est à son summum d'intensité.

Prescriptions : Potions au cubèbe. — vin de quinquina, bouillon, viande et vin.

Le jeune Martin, au bourg, est complètement guéri, ainsi que la fermière du Haut-du-Roc, qui a suivi mes conseils. Le jeune Thézée, sous l'influence du médicament, va déjà beaucoup mieux ; mais sa mère (30 ans) est atteinte à son tour. Je fais continuer le traitement.

Le 12 avril, nouveau voyage. Les quatre malades de l'Aiguillerie sont en voix de guérison ; le jeune Thézée, fils de l'instituteur, et frère de celui qui est mort le 26 mars, est guéri, et l'état de sa mère est considérablement amélioré. mais nous avons encore quatre nouveaux cas :

Un garçon de 26 ans, au moulin de Jaretais (4 kilomètres Est du bourg) ;

La femme Logeais (50 ans) et ses deux filles (5 ans et 2 ans), à la Guittonnière, (3 kilomètres Sud du bourg.).

Je prescris toujours le cubèbe, le vin de quinquina et une forte nourriture.

Le 21 avril, à mon dernier voyage, la femme Logeais est guérie ; mais ses deux fillettes et Marie Durand, auxquelles il a été impossible de faire prendre le médicament, sont mortes ; ainsi que ce malheureux François Maignan (9 ans) qu'une personne étrangère à la médecine s'était chargée de guérir au moyen de gargarismes à l'alun. Les autres malades sont complètement guéris.

Ce même jour, je retrouve quatre malades nouveaux :

Une fille de 20 ans et une femme de 45 ans, à la Bigottière (2 kilomètres Est du bourg) ;

Une femme de 35 ans, à la Ramardière (2 kilomètres Est du bourg) ;

Et une fille de 13 ans, à la Daudrière (3 kilomètres Sud-Ouest du bourg.)

Nous administrons le cubèbe associé aux toniques, et, le 23 avril, je reçois une lettre du vicaire de Nuillé m'annonçant, de la part de M. Baraize, la guérison de tous nos malades, en même temps qu'un avis de l'absence de tout cas nouveau.

Le 1er mai, nouvelle lettre confirmant la précédente, et enfin, le 10, j'apprends avec bonheur que l'épidémie est définitivement éteinte.

Voici la relation exacte de mes travaux et de leurs résultats. Je la soumets à votre appréciation. L'épidémie a été grave, puisque nous avons eu 17 morts sur 36 cas.

J'ai pensé qu'il serait bon de joindre un tableau d'ensemble de l'épidémie ; c'est pourquoi je le dresse à la fin de mon rapport.

RÉSULTATS GÉNÉRAUX

DE L'ÉPIDÉMIE D'ANGINE COUENNEUSE

de la commune de Nuillé-sur-Vicoin en Janvier, Février, Mars et Avril 1873.

NOMS ET PRÉNOMS	SEXE.	AGE.	DOMICILE.	DISTANCE au bourg.	Orientation.	MODE de traitement.	DATES de la mort.	GUÉRISONS.
		ans						
Février, Angèle.	F.	5	Bourg.	»	Sud.	Perchlorure de fer.	25 janv	
Bréhin, Pauline.	F.	10	La Lande.	1 kil.	S.-O.	Id.	13 fév.	
Henri, Alphonsine	F.	4	Bourg.	»	Sud.	Id.	21 id.	
Dupré, Amand.	H.	7	Aiguillerie.	3 »	O-S-O.	Id.	17 mars	
Bréhin, Victor.	H.	7	La Herdière.	3 500	Sud.	Id.	13 Id.	
Landelle, Henri.	H.	8	Régereau.	4 »	Est.	Id.	15 Id.	
Bréhin, Alexis.	H.	3	La Herdière.	3 500	Sud.	Id.	16 Id.	
Turpin, Rémi.	H.	20	La Lande.	1 »	S.-O.	Id.	21 Id.	
Réauté, Franç.	H.	12	La Haut du Roc.	2 »	Est.	Id.	23 Id.	
Martin, Adolphe	H.	7	Bas du Bourg.	»	Id.	Id.	24 Id.	
Béraud, Gustave.	H.	6	Haut du Bourg.	»	Sud.	Id.	24 Id.	
Thézée, Eugène.	H.	8	Bas du Bourg	»	Est.	Id.	25 Id.	
Hacques, Rémi.	H.	12	Aiguillerie.	3 »	O-S-O.	Id.	26 Id.	
X...	F.	16	La Pte-Pommeraie	3 »	S.-E.	Id.	—	Guérie
Planchenault.	H.	10	Rançon.	1 »	Ouest.	Id.	—	Id.
Garbin.	H.	4	Bas du Bourg.	»	Est.	Id.	—	Id.
Bréhin.	H.	19	La Herdière.	3 500	Sud.	Id.	—	Id.
X...	H.	7	La Daudrière.	3 »	Id.	Id.	—	Id.
X...	F.	2	Aiguillerie.	3 »	O-S-O.	Cubèbe	—	Guérie
X...	F.	16	Idem.	Id.	Id.	Id.	—	Id.
X...	F.	21	Idem.	Id.	Id.	Id.	—	Id.
X...	H.	10	Idem.	Id.	Id.	Id.	—	Id.
Martin	H.	7	Bas du Bourg.	»	Est.	Id.	—	Id.
X...	F.	30	Haut du Roc.	2 »	Id.	Id.	—	Id.
Thézée.	H.	11	Bas du Bourg.	»	Id.	Id.	—	Id.
Maignan, Franç.	H.	9	La Rochefoucault	4 »	Id.	Alun.	9 avril.	
Logeais, Marie.	F.	9	La Guittonnière.	3 »	Sud.	*Pas de traitement.*	4 Id.	
Logeais, Aimée.	F.	5	Idem.	Id.	Id.		4 Id.	
Durand, Marie.	F.	8	Haut du Bourg.	»	Id.		19 Id.	
Logeais	F.	50	Guittonnière.	3 »	Id.	Cubèbe	—	Guérie
Thézée.	F.	50	Bas du Bourg.	»	Est.	Id.	—	Id.
X...	H.	26	Moulin Jaretais.	4 »	Id.	Id.	—	Id.
X...	F.	20	La Bigottière.	2 »	Id.	Id.	—	Id.
X...	F.	45	Idem.	Id.	Id.	Id.	—	Id.
X...	F.	35	La Ramardière.	Id.	Id.	Id.	—	Id.
X...	F.	13	La Daudière.	3 »	S.-O.	Id.	—	Id.

Ici ma tâche paraît terminée ; mais, cependant, mon travail serait incomplet, si je ne vous priais point, M. le

Préfet, de bien remarquer les résultats obtenus par l'emploi du cubèbe dans le cours de cette épidémie.

Avant l'usage de cette médication, nous avions 13 morts contre 5 guérisons et il restait 7 malades en traitement. Auraient-ils tous guéri? Je ne le crois guère, car ils étaient gravement atteints. Ils ont guéri cependant, grâce à l'action de ce puissant modificateur des muqueuses. Nous pouvons donc compter 14 guérisons sur 14 malades traités par ce nouveau système.

Ce sont des résultats qui méritent d'être signalés.

C'est à M. Trideau que revient l'honneur d'avoir cherché et découvert, depuis tantôt 10 ans, l'emploi des balsamiques contre l'angine diphthéritique. Nous savons tous que la présence des fausses membranes sur les amygdales et le pharynx n'est pas une maladie locale, mais la manifestation d'une affection générale. M. Trideau a pensé, avec raison, qu'en agissant sur ces parties, non par un traitement local, mais bien par une médication interne, on devrait obtenir des résultats de beaucoup plus certains et plus durables. Il a complètement réussi.

Sous l'influence, en effet, de ce que nous appelons *médicaments balsamiques* (cubèbe, copahu, etc.), l'exsudation pseudo-membraneuse se détache et s'élimine d'une façon extrêmement rapide. Sous leur influence aussi, ces produits ne se reforment qu'avec une grande difficulté, pour se détacher et s'éliminer plus facilement encore. Or, cette exsudation est, comme la diphthérie elle-même, un véritable poison. En la faisant rapidement disparaître, on diminue donc les chances d'empoisonnement.

D'autre part, l'affection qui nous occupe affaiblit considérablement les malades ; le médecin doit donc chercher à les nourrir et à relever leurs forces par des toniques. C'est pourquoi j'ai toujours, dans l'épidémie de Nuillé, insisté sur le vin de quinquina à haute dose et sur une forte nourriture.

Je crois, Monsieur le Préfet, que la découverte de mon confrère d'Andouillé est appelée à rendre d'immenses services ; mais je regrette que, malgré ses efforts et ceux de plusieurs de ses confrères, elle ne soit pas encore connue partout et de tous comme elle le mérite ; car les faits sont là, probants et palpables.

Permettez-moi donc, en terminant, d'émettre un vœu bien sincère, celui de voir le traitement de l'angine couenneuse, par le cubèbe, connu et employé par tous les praticiens. Ce vœu, je l'adresse au corps médical tout entier, au nom de la science et de l'humanité.

Veuillez agréer, Monsieur le Préfet, l'assurance de mes sentiments de haute estime et de profond respect.

Dr COURCELLE.

Laval, le 23 mai 1873.

Angines couenneuses.

Préparations pharmaceutiques au cubèbe. (1)

Depuis la découverte de M. Trideau, d'Andouillé, pour le traitement de la diphthérie par les balsamiques, et principalement par le *cubèbe*, cette substance est fréquemment employée par les médecins. Il m'a paru intéressant de rechercher quel est le meilleur mode d'administration de ce médicament.

Il faut surtout n'employer que du cubèbe *fraîchement pulvérisé*. Il existe, dans le commerce, des poudres de cubèbe n'ayant aucune propriété; conservées pendant un temps prolongé dans du papier, elles ne le tachent pas et ne lui communiquent aucune odeur.

Quant à la poudre préparée avec soin, elle peut s'altérer plus ou moins promptement, même étant conservée dans un flacon bien fermé. L'huile volatile, comme la résine, se modifie, et l'on trouve une différence sensible d'odeur et de goût entre une bonne poudre de cubèbe du commerce et la poudre fraîche. Il est donc préférable de pulvériser le cubèbe au moment de s'en servir.

J'ai exécuté un grand nombre de formules différentes; en voici trois principales et les plus employées :

Poivre cubèbe	12 grammes
Sirop simple......................	75 —
Sirop diacode.....................	25 —
Eau...............................	40 —

A prendre en 24 heures pour un enfant de six ans.

(H. Trideau.)

Poivre cubèbe	12 grammes
Extrait sec de quinquina..........	2 —
Extrait thébaïque....	2 centigrammes
Sirop d'orgeat....................	100 grammes
Eau...............................	50 —

A prendre en 24 heures pour un enfant de six ans.

(Dr Bertron.)

Julep gommeux.....................	120 grammes
Sirop diacode.....................	30 —
Extrait de belladone..............	1 centigramme
Poivre cubèbe.....................	12 grammes

A prendre en 24 heures pour un enfant de six ans.

(Dr Garreau.)

La dose de 12 grammes de cubèbe par jour, pour un enfant de six ans, sera portée à 30 grammes pour un adulte, en prenant pour les âges intermédiaires des quantités proportionnelles.

M. Delpech recommande les capsules et le saccharure à l'extrait hydroalcoolique éthéré de cubèbe. Mais M. Trideau et ses confrères du département préfèrent de beaucoup la poudre fraîche de cubèbe. (1)

J. GUILLER.

pharmacien de 1re classe.

---

(1) *Journal médical de la Mayenne.* Juin 1873

Du mode d'emploi du cubèbe dans l'angine couenneuse.

Opinionum commenta delet dies,
naturæ judicia confirmat.

CICERO. — *De natura Deorum.*

J'ai donné, dans un précédent numéro (1), la relation d'une épidémie d'angine couenneuse, en faisant ressortir les avantages de la médication balsamique. Ce travail était simplement un rapport officiel à l'administration supérieure, et non une étude thérapeutique; je ne pouvais donc, sans sortir de mon rôle, traiter la question pratique, puisque je n'avais qu'une relation d'épidémie à faire, des faits mêmes à produire et des résultats à signaler.

Comme complément à cet article, je dois et je viens indiquer aujourd'hui, non la façon d'administrer le cubèbe, ce que mon honorable collaborateur et ami, M. Guiller, a déjà fait, mais répondre aux détracteurs de cette médication, en les invitant à expérimenter eux-mêmes d'après les règles que je vais poser tout à l'heure. J'ai la certitude de convertir ainsi tous les hommes de bonne foi, puisque je ne connais encore aucun insuccès, ni dans ma pratique particulière, ni dans celle de tous mes confrères, sans exception, qui l'ont employée à temps et dans les conditions qui vont suivre.

Il est, d'ailleurs, bien entendu qu'il n'est ici question que du traitement *de l'angine pharyngée diphthéritique,* et nullement de l'angine laryngée, trachéale ou bronchique, autrement dit, *du croup,* terminaison ultime de la diphthérie.

(1) *Journal médical de la Mayenne,* Août 1873.

« L'occasion fuit rapide » a dit Hippocrate ; et Hippocrate avait raison. Lorsqu'on commença à administrer le quinquina dans les fièvres intermittentes, combien de médecins vinrent accuser ce médicament d'infidélité, et même aussi de cause de mort ! Et pourtant, depuis que Sydenham l'a démontré (1), chacun sait que le quinquina est, non-seulement l'antipériodique par excellence, mais, de plus, un tonique, un médicament vivifiant, pour ainsi dire. Il suffit de le faire prendre en temps utile et à doses convenables.

Eh bien, il en est de même pour le cubèbe. Je connais des médecins qui commencent à administrer ce remède lorsque les malades sont mourants, que tout espoir est perdu..... et, encore, à doses insignifiantes (j'allais dire : infinitésimales). Ils l'accusent alors d'infidélité ! Ils pourraient certainement faire le même reproche au sulfate de quinine, s'il leur prenait fantaisie de le faire prendre au milieu d'un accès et à la dose de..... cinq centigrammes, par exemple.

Veuillez donc, je vous en prie, Messieurs, vous donner la peine de jeter un coup d'œil sur les statistiques des hôpitaux de Paris (où, cependant, les malades ne sont guère amenés qu'à la dernière période de l'affection), et vous verrez, ainsi que vous l'ont dit Trousseau, Bergeron, etc., que les balsamiques ont toujours donné, dans l'angine pharyngée couenneuse, des résultats de beaucoup plus avantageux que tous les autres moyens de traitement.

Je crois donc être utile à tous, en posant ici des *règles sur l'emploi du cubèbe dans l'angine pharyngée diphthéritique.*

---

(1) Voir médecine pratique de Sydenham. Édition de 1799.

Ces règles, les voici :

1° Employer toujours le cubèbe en poudre fine, fraichement préparée, en suspension dans un liquide ;

2° L'administrer le plus tôt possible, et même au début de la maladie, si l'affection est reconnue ;

3° Le donner toujours à hautes doses, le médicament n'ayant jamais causé le moindre accident (1) : soit de 12 à 30 grammes, dans les 24 heures, selon l'âge ;

4° Continuer l'usage du remède quelques jours encore après la disparition des fausses membranes, jusqu'à ce qu'on n'ait plus de rechûtes à redouter, (ordinairement 3 ou 4 jours);

5° Reprendre immédiatement le médicament, et le continuer avec persévérance à la moindre réapparition de couennes;

6° Associer toujours, à cette médication, un régime tonique et reconstituant (bouillon, viandes rôties, vin généreux, vin de quinquina, et, dans certains cas, les ferrugineux).

Telles sont les bases du traitement de l'angine couenneuse par les balsamiques. Ainsi qu'on peut le voir, nous avons abandonné complètement la cautérisation, que M. Trideau appelle très-justement un procédé de barbarie. Quant aux insufflations de tannin, aux gargarismes détersifs, nous les cons[illegible]rons comme de simples adjuvants, utiles dans certains cas particuliers, très-rares d'ailleurs.

---

(1) J'ai vu une fillette de deux ans prendre 25 grammes, et un homme de 28 ans prendre 60 grammes de cubèbe dans les 24 heures. Bien que ces doses soient évidemment exagérées, il ne s'est produit aucun accident.

Pour mon compte, je n'ai eu l'occasion de m'en servir que deux fois, depuis 8 ans.

Enfin, il faut bien l'avouer, la poudre de cubèbe est un médicament quelquefois difficile à faire avaler. C'est donc au médecin de choisir un véhicule convenable pour en masquer autant que possible la saveur.

M. Guiller a déjà donné, dans le n° de juin du *Journal Médical de la Mayenne*, plusieurs formules; en voici une que j'ai adoptée, depuis quelque temps, parceque, tout en étant essentiellement tonique, elle est prise par les malades sans trop de répugnance et toujours parfaitement supportée :

Poudre fraîche et fine de cubèbe 12 à 30 gr. (selon l'âge).
Eau, } aa. 60 gr.
Vin de Malaga,
Sirop d'écorces d'oranges,
M. — A prendre dans les 24 heures.

Dr COURCELLE.

Observations de M. le docteur Dameiseau
Président de l'Association des médecins du département de l'Orne
Assemblée générale du 6 Août 1874.

MESSIEURS ET CHERS COLLÈGUES,

J'ai à vous raconter une observation d'angine couenneuse diphthéritique, dont la potion au cubèbe du docteur Trideau, d'Andouillé, près Laval, s'est montrée entre mes mains le *merveilleux spécifique*.

Madame X..., jardinière, demeurant rue du Puits-Verrier, âgée de quarante-six ans, est prise subitement, au milieu de sa bonne santé habituelle, le 23 juin dernier, à quatre heures du soir, d'un violent mal de gorge. « Il me semblait, dit-elle, que des flammes de feu me montassent au gosier; » la déglutition était devenue très-difficile et très-douloureuse. Un violent frisson ne tarda pas à se produire, et il fut suivi de l'accès de fièvre le plus violent qu'elle ait, dit-elle éprouvé de sa vie; il lui paraissait redoubler à chaque minute. Toute la journée du 24, elle n'a rien pu avaler, si ce n'est un peu de tisane d'orge, et encore avec la plus grande difficulté.

Appelé en toute hâte, à neuf heures du soir, je constate cent pulsations à la minute; elles sont éminemment dépressibles; il y a une moiteur générale décubitus dorsal, prostration avec adynamie, à un tel degré que les urines coulent involontairement depuis l'instant de l'invasion.

L'arrière-gorge présente une teinte rouge foncée très-marquée, on aperçoit à la paroi postérieure du pharynx, en arrière de l'amygdale droite, une plaque d'un blanc nacré en forme de ruban, de quatre centimètres de longueur sur un de largeur.

Le doigt exerçant une pression à l'angle correspondant de la mâchoire inférieure, provoque de la douleur et perçoit un engorgement profond des tissus.

Prescription :

Julep du codex....................	180	grammes.
Cubèbe en poudre fraiche............	20	—

25 juin, 8 heures du matin, la malade a pris un tiers environ de la potion.

Il ne reste de la fausse membrane qu'une plaque jaunâtre d'un centimètre de diamètre environ. Elle est comme raccornie et tannée. La teinte foncée rougeâtre de l'arrière-gorge a fait place à la couleur rosée naturelle.

« Après avoir pris la première cuillerée, me dit la malade, je me suis
« sentie guérie, mes forces sont revenues, j'ai cessé d'uriner involontaire-
« ment dans mon lit et j'ai pu avaler ma salive sans douleur. »

Le pouls est descendu à 72 pulsations à la minute ; la peau a sa fraîcheur naturelle.

Je conseille à Madame X... d'achever sa potion. Elle me fait observer, à ce propos, qu'elle a eu beaucoup de peine à avaler ce qu'elle en a pris; mais, puisque je l'ordonne, elle va prendre le reste.

Pour me rendre compte de cette difficulté, j'en avale moi-même une cuillerée à café, et il me semble que l'effet produit dans ma gorge a quelque analogie avec celui d'une cautérisation superficielle et légère.

Je me demandai si une telle action locale, qui pourrait avoir évidemment la propriété d'embaumer pour ainsi dire les lésions locales, ne pourrait point porter remède à l'état général qui les produit ?

Avant de rentrer chez moi, je passe chez le docteur Belloc pour le prier de vouloir bien aller *illico* constater lui-même *de visu* ce fait vraiment extraordinaire, et c'est ce qu'il a fait immédiatement.

Le 26 juin, on me fait prévenir que la malade est guérie, et par conséquent de ne pas me déranger.

Le 27 et les jours suivants, ayant été appelé à donner des soins à la fille de Madame X..., atteinte d'érysipèle, je pus constater à mon aise le maintien de la guérison.

Qui le croirait ! Cette étonnante nouvelle de la découverte d'un *vrai spécifique contre l'angine couenneuse diphthéritique* est lancée dans la publicité médicale depuis environ dix ans, et elle n'a point encore pu obtenir les honneurs d'une discussion sérieuse et publique!

Il y a dans ce seul fait, quand on y réfléchit sérieusement, de quoi décourager outre mesure, il faut l'avouer, quiconque a conservé en soi quelque étincelle du feu sacré ! . . . .

Notre illustre président, M. Rayer, le répétait souvent avec un sentiment profond de tristesse et d'amertume:

« A Paris, voyez-vous, nous disait-il, on ne veut point absolument « entendre parler de thérapeutique proprement dite. » . . .

Société de médecine pratique de Paris

Séance du 16 Octobre 1873. — Observation de M. Caron.(1)

M. Caron donne lecture de l'observation suivante :

Angine diphthéritique, traitée par l'alcoolature du cubèbe. Guérison.

Le 2 octobre 1873, à dix heures du soir, je fus appelé chez M. Véry, demeurant rue Jean-Jacques Rousseau, 41, à l'effet de donner des soins à l'enfant, petite fille âgée de 4 ans, affectée d'une angine survenue subitement dans la journée, sans cause appréciable. A mon arrivée, je trouvai l'enfant assise sur son lit, la tête haute, un peu renversée en arrière, respirant très-difficilement, avec un runcus strident très-accentué, la face

---

(1) Extrait du *Courrier médical* et de la *Réforme médicale*, page 363.

rouge, vultueuse, les lèvres sensiblement violacées, le pouls fort élevé, la peau couverte de sueur halitueuse, la parole brève et très-rauque.

L'amygdale droite, considérablement tuméfiée, occupait le milieu de l'arcade palatine ; elle offrait une coloration d'un rouge vif, sur le centre de laquelle se dessinait une petite plaque d'un blanc nacré assez consistante pour résister au frottement de la cuillère.

Le cas me parut très-grave, et me rappelant les trop nombreux insuccès de la méthode des éméto-cathartiques, des saignées locales, l'insuffisance des cautérisations, je balançais à prendre un parti, me posant la question si *je ferais immédiatement la trachéotomie* avec l'instrument que j'ai fait exécuter et que je vous ai présenté, quand réfléchissant, je me souvins des observations rapportées par nos collègues Josias et Delpech, sur les avantages du saccharure de cubèbe et de la relation plus récente de M. le docteur Courcelle (de la Mayenne), qui, dans le *Courrier médical*, donnait la formule suivante :

Eau..............................	à à 60 grammes.
Vin de Malaga....................	
Sirop décorce d'orange............	

Poudre de cubèbe fraîche 12, 15, 20, 30 grammes, suivant l'âge.

C'est alors que m'inspirant de l'idée principale de l'action du cubèbe, je me décidai à formuler la potion suivante :

Eau distillée de laitue	100 grammes.
Sirop de capillaire...................	30 —
Alcoolat de cubèbe..................	10 —
Eau de laurier-cerise.................	2 —

M. F. S. à une potion que l'on administre toute la nuit, par petite cuillerées à dessert, d'heure en heure, concurremment avec une tisane de fleurs de mauve, coquelicot, sirop de gomme.

Des sinapismes furent appliqués aux cuisses, des cataplasmes sur le ventre. Je recommandai qu'on renouvelât fréquemment l'air de la pièce.

Le 3 octobre, à ma visite, je trouvai l'enfant couchée dans son lit, respirant librement, la figure calme, rosée, le pouls à 80°. La peau chaude sans excès, assez souple; l'amygdale droite diminuée de moitié et complètement débarrassée de l'enduit diphthéritique que j'y avais rencontré la veille. La langue humide, fraîche, soif modérée; l'enfant articulait parfaitement ses sons et répondait exactement à mes questions.

Le traitement fut continué toute la journée, avec intervalle de deux et trois heures pour la potion ; on donne quelques petites tasses de bouillon de veau.

Le 4, au matin, l'enfant jouait sur son lit, était gaie comme à son ordinaire, et ne paraissait pas avoir été malade. Elle reprit son régime de vie habituel et je ne la revis que le 8 du mois, entièrement rétablie.

Observation de M. le docteur Besançon,

M. Besançon rapporte sommairement trois cas d'angine diphthéritique grave, traités avec succès par la saccharure de cubèbe, à la dose de 30 grammes par jour. Le mieux s'est manifesté *dès l'administration de la première dose*; mais la suffocation est revenue le lendemain dans un des cas ; après trois jours de traitements, la guérison était assurée.

Dans un second cas, les choses se sont passées de la même manière, et la maladie a duré treize jours. Dans un troisième, cas dont la guérison a demandé dix-neuf jours, il y a eu plusieurs accès asphyxiques.

De l'emploi du cubèbe dans la diphthérie.

(Extrait de la *France médicale*, — 1874, N° 39, page 307.)

Observation. « Le nommé D... a 10 ans environ. C'est un enfant lymphatique à tonsilles très-développées; son intelligence est vive, comme on le rencontre si souvent dans ce mode de tempérament. Il n'a fait jusqu'ici que des maladies légères et qui l'ont à peine alité.

« Le 10 janvier, il prend la couenne. La gorge est tapissée de fausses membranes, la peau fébrile, la voix légèrement enrouée. Je prescris, selon ma méthode, de toucher toutes les heures les parties malades avec un pinceau imbibé d'une solution saturée de tannin, de façon à enlever les fausses membranes qui voudront bien obéir et empêcher ainsi l'auto-inoculation de la couenne; concurremment une médication tonique et une alimentation réparatrice : fer, quinquina, viandes saignantes, vin généreux, café, etc.

« Deux jours après, il se fait un écoulement par le nez: des épistaxis multipliées se présentent. Bref, la diphthérite s'installe dans les fosses nasales. Les ganglions sous-maxillaires sont très-développés; la fièvre continue avec redoublements tous les soirs; évidemment nous *marchons à l'infection*.

« Selon les préceptes de Trousseau, je m'efforce de nourrir l'enfant autant qu'on le peut à un âge où la raison n'est pas complète. Aux toniques précités, je joins l'élixir Ducro, l'extrait de viande, le sirop Aroud, etc. L'enfant va toujours en s'affaiblissant et commence à présenter cette pâleur et cette bouffissure de visage qui sont de si mauvais augure.

« Je consulte les urines : précipité énorme d'albumine. Si je n'arrête pas cette cause de déperdition, c'est un enfant mort.

« Je me reporte à la statistique de Trousseau pour les diphthérites nasales. Je trouve 19 morts sur 20 : c'est terrifiant !

» L'alimentation forcée est impuissante. Je sens venir les syncopes. Une seule indication possible à remplir est celle d'arrêter les pertes de l'économie.

Mais comment enrayer l'albumine infectieuse ?

Je me rappelle le *cubèbe* dans son action sur les reins, au même titre que la teinture de cantharides et autres médicamments analogues, et je procède à son administration *sous forme de saccharure* : 1 gramme matin et et soir. (1)

J'obtiens un succès que j'étais loin d'espérer. L'albumine disparait complètement de l'urine. L'enfant reprend des forces, et, à part quelques accidents paralytiques légers, le convalescence s'affirme régulièrement. »

Ceci se passait-il y a deux ans ; depuis cette époque, six ou sept cas de diphthérite nasale se sont terminés de la même façon, c'est-à-dire par une convalescence régulière.

Je crois donc n'être pas téméraire en avançant que toutes les fois que la diphthérite sera infectieuse et que cette infection se traduira,— ce qui est la généralité des cas,— par l'excrétion d'une quantité notable d'albumine, il ne restera qu'une indication formelle à remplir en dehors

---

(1) Cette dose nous paraît bien minime. Il doit y avoir erreur dans l'indication donnée par la *France médicale*. — H. TRIDEAU.

des toniques, ce sera de s'attaquer à cette cause de déperdition pour l'économie à *l'aide du cubèbe* ou de tout autre médicamment similaire dans son action.

J'ajouterai qu'il sera prudent, quand on soupçonnera l'infection probable, de ne pas attendre l'explosion de l'albuminurie pour agir par substitution sur la secrétion rénale.

Je prie mes confrères de vouloir bien diriger leur attention sur cette particularité de la maladie diphthéritique, afin d'affirmer ou d'infirmer les résultats heureux que je leur soumets.

Dr REIGNIER.

(de Surgères).

En présence des témoignages rendus par tant d'éminents médecins, en faveur de la médication de la diphthérie par les balsamiques, « témoignages irréprochables d'une vérité « certaine et reconnue, car ils ne sont point le travail d'un « particulier qui peut se laisser prévenir de sa propre opi- « nion, qui n'aperçoit facilement que ce qui confirme les » premières pensées qu'il a eues, et pour lesquelles il a tout « l'aveuglement et toute la complaisance que chacun a pour « ses vues » (1), — nous croyons inutile de citer les nombreuses observations que nous avons faites nous-mêmes. Elles sont, quant aux résultats, en tout semblables à celles qu'on vient de lire, et n'ajouteraient rien, d'ailleurs, à l'autorité considérable des documents que nous sommes heureux et fier de pouvoir produire ici. (2)

Quant nous étions seul, il y a plus de dix ans, à employer la médication balsamique, seul à combattre le

---

(1) Claude Perrault. Histoire de l'Académie des S[illegible] — Mémoire pour servir à l'Histoire des Animaux. — Préface. page [illegible]

(2) Consulter, au besoin, la brochure déjà citée, publiée en 1865, chez M. J.-B. Baillière, à Paris, et la relation de l'épidémie de Louvigné (Mayenne) insérée dans le *Journal médical de la Mayenne*, N° de décembre 1873. — H. Trideau.

procédé de *la cautérisation*, dont on avait constaté tant de fois l'impuissance, nous nous sentions bien faible, nous l'avouons, à lutter contre cette vieille méthode barbare, et à faire adopter de plain-pied, par nos confrères, le traitement rationnel auquel nous devions déjà de si remarquables guérisons. Aussi, avons-nous souvent éprouvé d'amers dégoûts devant la résistance volontaire ou l'apathie de ceux d'entre eux qui, n'envisageant sans doute que notre humble personnalité, se sont constamment montrés hostiles à toute expérimentation de ce traitement.

Heureusement, nous ne nous sommes pas découragé; nous avons poursuivi notre œuvre avec foi, et aujourd'hui que notre système a trouvé, un peu partout, la sanction éclairée d'un grand nombre de savants médecins notre individualité disparaît. Il n'est plus possible désormais de nier l'évidence, les preuves abondent, et nous avons l'espoir consolant de voir bientôt la plus grande partie du corps médical rendre enfin justice à notre persévérance et à nos efforts.

Un dernier mot :

C'est avec la poudre fraîche de cubèbe qu'ont été obtenus, dans la Mayenne et les départements voisins, tous les résultats indiqués dans les documents indiqués ci-dessus. C'est elle que nous employons exclusivement, et elle a, selon nous, sur toutes les autres préparations, les avantages suivants :

1° Elle est toujours semblable à elle-même ; elle doit donc être et elle est toujours constante dans ses effets ;

2° Elle est peu coûteuse, et seule elle est à la portée du pauvre ;

3° Elle se trouve dans toutes les pharmacies ;

Enfin, elle a fait ses preuves.

On a objecté quelques fois la saveur désagréable de ce médicament. Qu'on veuille donc goûter les juleps dont nous avons donné les formules, et on reviendra assurément de cette opinion. Le goût du cubèbe est beaucoup moins répugnant que celui d'une foule d'autres substances médicamenteuses, du quinquina par exemple. (1)

D'ailleurs, pour un enfant qui, exceptionnellement, refusera de prendre la potion au cubèbe, faudra-t-il donc priver les autres des bienfaits de ce remède, quand son efficacité est reconnue ? Qui oserait, pour un pareil motif, proposer d'exclure le quinquina de la pratique médicale ? On n'a pas fait tant d'objections, il faut bien le dire, contre la cautérisation.

(1) J'ai lu les trois volumes des lettres de Gui Patin, pour m'assurer si le goût désagréable du quinquina était allégué comme motif d'exclusion de ce médicament, et, à ma grande surprise, je dois l'avouer, j'ai reconnu que les adversaires acharnés de ce précieux médicament n'avaient point voulu déguster « *la drogue des charlatans.* »

Et pourtant que de difficultés inouïes ne rencontre-t-on pas pour la pratiquer. (1)

Pour obvier à l'inconvénient de la saveur plus ou moins désagréable du cubèbe, plusieurs médecins de Paris, ainsi qu'on l'a pu voir en lisant ce mémoire, font usage du saccharure à l'extrait hydroalcoolique éthéré de cubèbe, comme étant d'une administration plus facile. Nous n'y contredisons point, puisque les résultats ont été heureux; mais, pour notre compte, nous nous en tenons exclusivement à la poudre fraiche de cubèbe, pour les raisons que nous avons données plus haut.

Et maintenant, chers confrères, poursuivons sans relâche l'œuvre commencée. « Les fléaux marchent vite, a dit le docteur Lorain, ainsi doit marcher la science qui les combat ».

Faisons surtout connaitre les produits de l'expérimentation : la science, comme la justice, répudie les témoins qui restent muets.

Les hommes n'oublieront point les noms des ouvriers

---

(1) Les cautérisations à l'acide chlorhydrique sont particulièrement funestes, et nous pourrions citer l'exemple d'un de nos malheureux collègues, qui a témoigné avant sa mort des *tortures* que lui infligeait cette médication

L. Fischer et Bricheteau.
Traitement du croup, page 53.

de la première heure, car eux seuls, entre tous, auront été vraiment utiles. En faisant acte de jugement, ils auront fait acte d'humanité.

Dans dix ans, nous osons l'affirmer, il n'y aura pas plus de mérite à parler de l'efficacité des balsamiques contre la diphthérie, qu'il n'y en a aujourd'hui à vanter le quinquina contre les fièvres intermittentes.

Il y a encore mille autres choses à trouver en médecine. Le mot incurabilité n'est que l'expression de notre insuffisance actuelle, et peut-être ce mot n'existe-t-il pas dans le vocabulaire de la nature.

Un jour viendra sans doute où un grand nombre de maladies, regardées aujourd'hui comme incurables, trouveront aussi leurs spécifiques. « L'homme peut donc et doit tout tenter, ainsi que l'a dit Buffon ; il ne lui faut que du temps pour tout savoir. »

Nous ne voulons pas terminer ce travail sans exprimer ici notre reconnaissance aux éminents confrères de la capitale, avec lesquels nous avons eu l'honneur d'être en rapport, de l'accueil bienveillant dont nous avons été l'objet de leur part, comme aussi du loyal empressement qu'ils ont mis à recevoir nos communications, et à faire connaître notre nouveau traitement de la diphthérie par les balsamiques.

A cet égard, nous sommes surtout redevable envers M. le docteur Bergeron, médecin de l'hôpital Sainte-Eugénie et membre de l'Académie de Médecine, ainsi qu'à M. le docteur Constantin Paul, agrégé de la Faculté de Médecine de Paris, dont on a lu plus haut la remarquable observation.

Nous avons été vivement touché aussi de la réception si pleine de cordialité qui nous a été faite par la Société médicale de l'Orne, et notamment par son honorable et savant président, M. le docteur Damoiseau. Nous en conserverons éternellement le souvenir.

Quant à ceux de nos estimables et affectionnés confrères de la Mayenne, dont les noms figurent dans ce mémoire, et qui nous ont donné, en toutes circonstances, tant de témoignages de sympathie, qu'ils reçoivent l'expression de notre sincère gratitude.

Andouillé, (Mayenne), le 18 octobre 1874.

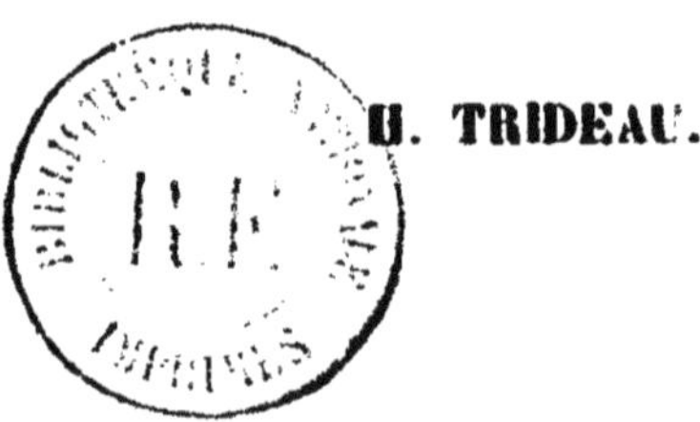

H. TRIDEAU.

TABLE DES MATIÈRES

DOCUMENTS ET PIÈCES JUSTIFICATIVES

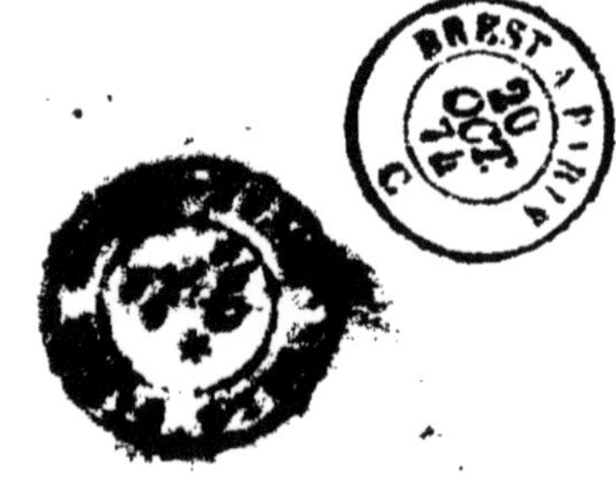

www.ingramcontent.com/pod-product-compliance
Ingram Content Group UK Ltd.
Pitfield, Milton Keynes, MK11 3LW, UK
UKHW020253250726
13967UKWH00004B/1661